がん患者3万人と
向きあった医師が語る

正直ながんのはなし

賢く生きるために知っておきたい放射線の光と影

西尾正道
国立病院機構　北海道がんセンター名誉院長

旬報社

はじめに——国民の二人に一人はがんになる時代。がん患者の二人に一人が治る時代

今、男性なら約五五パーセント、女性では約四五パーセントと、日本人の二人に一人はがんになるという時代を迎えようとしています。世界的に見ても、熱性流行性伝染病が長らく死因の第一位でしたが、そのあとは心臓病が第一位になり、二〇一〇年に初めてがんが死因の第一位になりました。戦前は、がんで亡くなる人は、わずか二〜三パーセントぐらいでしたが、現在は、三〇パーセント以上ががんで亡くなる時代になっています。

今後、がん患者はますます増えていくことが予測されています。その大きな要因として高齢者の増加が指摘されています。がんというのは、遺伝子の傷が原因となって起こる疾患なので、長く生きれば生きるほど遺伝子に傷がつくリスクが高くなるからです。しかし、単純に高齢者が増えたからということでは、現在のがん罹患率の上昇という現象は説明がつきません。そこで考えられる原因は二つあります。

一つは、戦後の高度経済成長の過程で生じた生態系の破壊です。農薬、食品添加物などの種々の化学物質、核実験や原子力発電によって拡散した放射性物質などが関与して人間

の生態系を破壊し、最終的にがんの罹患者数の増加につながっていると考えられます。

もう一つは、がんの患者さんの若年化も罹患者数の増加をもたらしています。私が四〇年前に医者になったころ、子宮頸がんの患者は五〇代、六〇代の女性が中心でした。今は、三〇代が子宮頸がんのピークになっています。がんになる時期が若年化しているのです。

直腸がんも同様で、私が学生時代には、直腸がんは六〇歳以上の男性の病気だと教わりましたが、今は四〇代でも直腸がんになる人が珍しくありません。こうした若年化が関与して、全体としてがんの患者さんが増えているということだと思います。

＊

では、がんになる人が増える時代に、それに対する医療はどうなっているのでしょうか。四〇年前はがん患者さん全体の五年生存率は四三パーセントでしたが、今は五三パーセントになっています。約一〇パーセント上がっています。その最大の要因は早期発見によるものです。そして、できるかぎり身体に傷をつけずに行なう低侵襲な治療法も開発されました。たとえば、胃粘膜の上皮にとどまっているようながんが見つかった場合、内視鏡を用いた胃粘膜切除術で終わってしまいます。このように胃がんが早期に見つかった人は九九パーセントが五年生存するわけですから、全体として生存率は向上しています。そういう意味では、がんは早期に見つけて治療すれば治る時代になったともいえます。

こういう時代ですから、がんに対してどう向き合っていくかということは、これからの日本人にとって非常に大きな課題になっていくでしょう。

しかも、がんという病は、ある程度進行した場合は、治るかどうかは〝オンリー・ワン・チャンス〟と言っても過言ではありません。たとえば、糖尿病になった場合を考えてみましょう。専門家でもなければ、普通は、まず食事療法や運動療法をやり、経口の糖尿病薬を使い、それでだめならインスリンの注射をするというような段階を経て、やっと糖尿病がコントロールできるようになります。その間、ずいぶん時間がかかるかもしれませんが、コントロールはできます。専門家でないとコントロールできるまでに遠回りするだけです。

ところが、がん治療の場合は、一回目の適切な治療で完全に治してしまわなければ、命を落とすことになります。適切でない治療の結果、再発や転移をしてしまったら、治すのは非常に難しいので一回目の適切な治療が大事なのです。

もちろん、再発や転移をしても治る人はいますが、それは確率的には非常に少ないし、治療も難しいのです。ですから、がん治療においては、完全に治しきるチャンスはオンリー・ワン・チャンスに近い。がんは、「最初から専門医に診てもらいなさい」というのは、そういう理由があるからなのです。国もこのようながんという病気の特殊性を考慮して、がん診療連携拠点病院を指定して対策を進めています。

ところが、一方で、国民のがん医療、さらに医療全般に対する不安と不信も広がっているように思います。その一つの表れが、昨年、近藤誠医師の『医者に殺されない47の心得─医療と薬を遠ざけて、元気に、長生きする方法』（二〇一二年刊、アスコム）という本が多くの国民に読まれ、話題となったことです。近藤医師は、①日本は無駄な外科手術をしている、②抗がん剤は効かない、③がん検診は意味がない、④本当のがんは発見されたときは手遅れで、〝がんもどき〟のがんは治療する必要がない、だからがんは放置しておけと「がん放置療法」のような無責任な極論を述べています。その後も、近藤医師は、同じ主張を展開する書籍を数多く出版しています。では、なぜそれらの書籍を多くの国民が読むのでしょうか、その社会的背景は何なのでしょうか。私は、理由のひとつに医療不信があると思っています。

＊

本書では、がんと医療の問題を考える一つのきっかけとして、近藤医師の主張の誤りを指摘しながら、がんという病とはどのようなものか、現在、どのような治療が行なわれているのか、国民に不安と不信を抱かせる日本の医療の問題点は何か、を考えていきます。そのうえで、私の専門である放射線によるがん治療の優れている点を紹介し、さらに、現在政府が進めているＴＰＰがもたらす医療や国民の健康への重大な影響を検討し、今後のがん医療の在り方を考えていきます。そして最後に、東京電力福島第一原発事故がもたらす放射線による健康障害を医学の面から明らかにし、今後の原発事故対策や放射線に対する向き合い方について、市民の皆さんに知っていただきたいことについて語りたいと思います。

第1章

もっと「がん」を理解しよう

1 がんのナチュラルヒストリーを知る

「がん」という病について、まずお話ししておきましょう。がんには、スピードが速いがんも、ゆっくりしたがんもあって、そのがんのナチュラルヒストリー（自然史）に応じた進展をしていきます。放置するとサイズが大きくなるばかりではなくて、周辺のリンパ節に転移し、さらに、血管の中にがん細胞が入って全身を駆け巡って、いろいろな臓器に転移が起こり全身化します。ですから、全身病にならないうち、つまり局所病の段階で処置するのが、がん治療の基本です。

がんは、転移していない、小さなうちに治療することが基本というのは、小さいがんだったらそこだけ治療すればすむからです。ところが、ほかに転移していなくても、どんどん大きくなってそのがんの近くを走っている大きな血管や周辺の臓器にがん細胞が浸潤したりすると、血管も隣接した臓器も取らなければいけなくなります。

しかし、動脈や浸潤した隣接臓器も切除できる部位というのは、そう多くはありません。そうなると、結局、手術もできず、無理して手術してもがんを取り切れず、残してしまうことになってしまうのです。

2 がん発生の仕組みとがんの進行度

単純化していうと、がんというのは、遺伝子が傷ついて遺伝子異常を起こして発生するわけです。遺伝子が傷つく原因は、ウイルスだったり、たばこに含まれる化学物質だったり、農薬だったり、放射線だったりと、さまざまです。人体は約六〇兆個の細胞でできていますが、遺伝子が傷ついてがんになりかかった細胞は、一日に五〇〇〇個ぐらいできるといわれています。その一方で、人間の免疫細胞が、がんになりかかった細胞を退治し続けています。つまり、がんになっていない人は、正常な免疫力をもっていて、がん細胞と免疫細胞との闘いで毎日五〇〇〇勝ゼロ敗の生活をしているということです。

もう少し、がん発生の仕組みを詳しく説明しておきましょう。正常細胞ががん細胞に変化するには、イニシエーション（Initiation）とプロモーション（Promotion）の二つの段階があるといわれています。イニシエーションとは細胞の遺伝子が損傷を受ける段階です。遺伝子を傷つける作用をもつ物質をイニシエーター（Initiator）といって、ウイルス、たばこや農薬に含まれる化学物質、放射性物質などの発ガン物質がこれにあたります。しかし、細胞には傷ついた遺伝子を修復する能力があるので、損傷を受けた遺伝子がすべてが

ん へ進むわけではありません。傷ついた遺伝子を後押ししてがん細胞へと進行させる段階があり、この段階をプロモーションといいます。そしてこのような作用をもつ物質（必ずしも物質だけではありませんが）をプロモーター（Promoter）といいます。

たとえば、歌の上手な人がいたとして、それはイニシエーターです。歌手になれる才能を持った人でも、その人だけだったら歌手としてデビューできません。プロモートする人が必要なのです。プロモーターもいて、歌手としてデビューできるのです。がんもそれと一緒で、イニシエーターとプロモーターがかみ合わさって初めてがんができあがるのです。そして遺伝子の中にもがん化を後押しするがん促進遺伝子と、がん化を抑えようとするがん抑制遺伝子があり、こうした性質をもった多くの遺伝子が発見されています。

そして、がんになると、今度は分裂を繰り返して倍々ゲームで大きくなっていきます。といっても、がん細胞の種類によって、一個が二個になるのに大体一カ月ぐらいかかるがんから、三カ月ぐらいかかるがんまで増殖の速度はさまざまです。たとえば、悪性リンパ腫や白血病などの非常に増殖スピードの速い細胞は、一カ月ぐらいで一個が二個になります。一方、腺組織とよばれる上皮組織から発生する多くの腺がん（胃、腸、子宮体部、肺、乳房、卵巣、前立腺、肝臓、膵臓、胆のうなどに発生するがん）は、比較的増殖のスピードがゆっくりしたがんで、一個が二個になるのに大体八〇日から九〇日ぐらいかかるといわれています。

たとえば、一センチの大きさのがんが発見されたとしましょう。一センチの大きさのがんは約一〇億個の細胞の塊で、重さにすると約一グラムです。一〇億ということは二の三〇乗です。つまり一〇億個になるには、三〇回分裂しなくてはなりません。

また、がんの塊の中で、分裂している細胞の割合を「増殖分画」といいますが、なかには分裂をさぼって休止している細胞もあります。増殖スピードの速いがんである悪性リンパ腫や白血病では、九割ぐらいの細胞集団が増殖分画に入っていますが、腺がんのタイプでは増殖分画は一割前後といわれています。そうすると、たとえば増殖分画が一〇〇パーセントのがんであっても、一センチの塊になるには三〇回分裂し増殖しなければならないので、三〇カ月かかることになります。ということは二年半です。増殖スピードが速いがんでも一センチのがんになるのに、二年半かかるということは、増殖スピードが三カ月に一回のがんだったら、その三倍ですから七・五年かかることになります。

さらに、がんの種類によって増殖分画の率が違います。一番のゆっくりがんである腺がんは、増殖分画が仮に一〇パーセントとすると、がん細胞の一割しか分裂しておらず、あとの九割は分裂を休止していています。それが一回分裂するのに三カ月かかるとしたら、一センチの塊になるのに二〇年、三〇年かかってもおかしくありません。

がんというのはそういう病気なのです。ですから、たとえば一〇年以上の経過でやっと小さながんが見つかった人が、一日も早く治療しなければ手遅れになるということにはならないでしょう。ゆっくり考えて適切な治療を選択したほうがいいということになりますね。ところが、こういうがんという病の性質は専門的な医学書には書いてあるのですが、多くの患者さんや家族は、医者からわかりやすく説明されていないのが現状だと思います。いまお話ししたがんの増殖スピードに関するナチュラルヒストリーを図で示すと**〔図表1〕**のようになります。

　近藤医師の「放置療法」は、このがんのナチュラルヒストリーのなかで〝症状を呈しない時期には放置してもよいのだ〟と言い換えているのかもしれませんが、自覚症状がある状況では、進行し

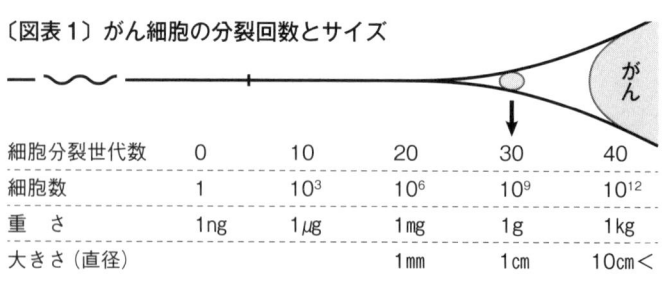

〔図表1〕がん細胞の分裂回数とサイズ

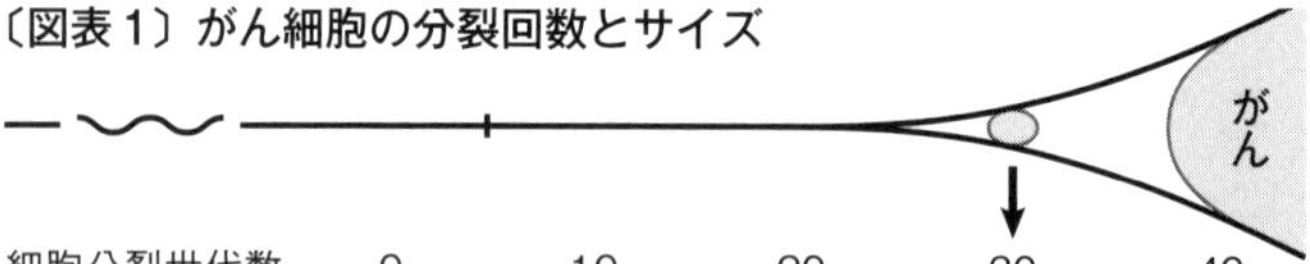

細胞分裂世代数	0	10	20	30	40
細胞数	1	10^3	10^6	10^9	10^{12}
重　さ	1ng	1μg	1mg	1g	1kg
大きさ（直径）			1mm	1cm	10cm＜

人のがんにおける平均的増殖分画と倍加時間

がん腫	増殖分画（%）	倍加時間（日）
生殖細胞がん	90	27
リンパ腫	90	29
肉腫	11	41
扁平上皮がん	25	58
腺がん	6	83

ている場合が多いのです。そのため、無症状の段階で早期にがんを見つける検診が行なわれているのです。

がんの種類によっては、放っておいても発見されてから一〇年間生きていたって不思議ではないがんもあります。アメリカの医学者であるハーゲンセンが書いた古典的な乳がんの教科書に載っている症例では、乳がんが見つかってから六〇年間生きた人だっているわけです。特に、ホルモン依存性の乳がんなどの場合は、ホルモン環境によって進行スピードがちょっと遅くなったりすることがあって、がんを持ちながら一〇年以上生きる人も出てくるわけです。がんのナチュラルヒストリーを考えると、がんを持っていても長生きする人がいても不思議ではないということです。そうすると、一般論としては、近藤医師の言う「放置療法」の根拠はなくなってしまうことになります。

たとえば、九〇歳以上の方に早期がんが見つかっても数年は生きられますので、放置することも選択肢の一つとして考えられますが、六〇歳代ではやはり治療すべきでしょう。

また、小さいがんが自然消退する人だってゼロではありません。昔、子どもが生まれるとすぐにニューロブラストーマ（neuroblastoma／神経芽細胞腫）の検査をしていました。その後、神経芽細胞という先天性的な子どものがんは、自然消退してしまうということがわかって、今は、手術を見合わせることもしています。しかし、成人の通常のがんは超早期のがん以外はやはり治療すべきだと思います。現在の画像診断のレベルは、陽電子放射断層撮影法（ＰＥＴ）を使用した検査で約一センチ程度のがんを検出できるようになりましたが、それでも立派な大きさになっているからです。

さらに、免疫力が旺盛でがんが自然消退することも理論的にはありえます。そうでなければ、免疫療法なんて成り立ちません。免疫療法は、全身化したたくさんのがん細胞を相手にしていては太刀打ちできないが、少ないがん細胞数だったら太刀打ちできるかもしれないということで、今、ペプチドワクチン療法などが研究されています。小さいがんであれば、それはがんと診断されても、免疫力により、自然消失する可能性はゼロではないということです。しかし、これは確率としては極めて低く、億円単位の宝くじが当たるようなものです。また、自然消失するかどうかは、発見された時点で判断することはまったくできないのです。

がんが発見されてから一〇年生きた人がいる事例を根拠にして、「やっぱり放置してよかった」「放置療法は正しかった」なんていうのはとんでもない話です。これは結果論、「後出しじゃんけん」理論です。発見された時点で自然消滅するかどうかがわかったら、医者は誰も苦労しません。結果論でものを言ったってだめなのです。それは科学者・医学者としてフェアではありません。

〔図表2〕にいろいろながんのナチュラルヒストリーを示しますが、スピードがんからゆっくりがんまであります。

非常に小さいがんでゆっくり成長するようながんだったら、がんが発見されてから一〇年間生きていても不思議ではありません。そして、小さな早期のがんは臨床症状も乏しく、また重要臓器のがんでなければすぐに命取りになることはないでしょう。たとえば、肺の末梢に一センチの塊があったとしても、無症状ですから日常生活に支障はないと思います。しかし、そういうがんを発見したとき、放置してもよいなんていうのは、間違った極論です。

小細胞性肺がんであれば進行も早いでしょうし、腺がんであれば比較的ゆっくりした経過をたどることもありますが、同じ腺がんでも個人差があり早く進行する場合もあるのです。私は、一センチの肺野型腺がんでも脳転移や骨転移で発症している患者さんをたくさん経験しています。骨転移で発見される小さな肺がんなどは日常茶飯事です。同

〔図表2〕がんのナチュラルヒストリー

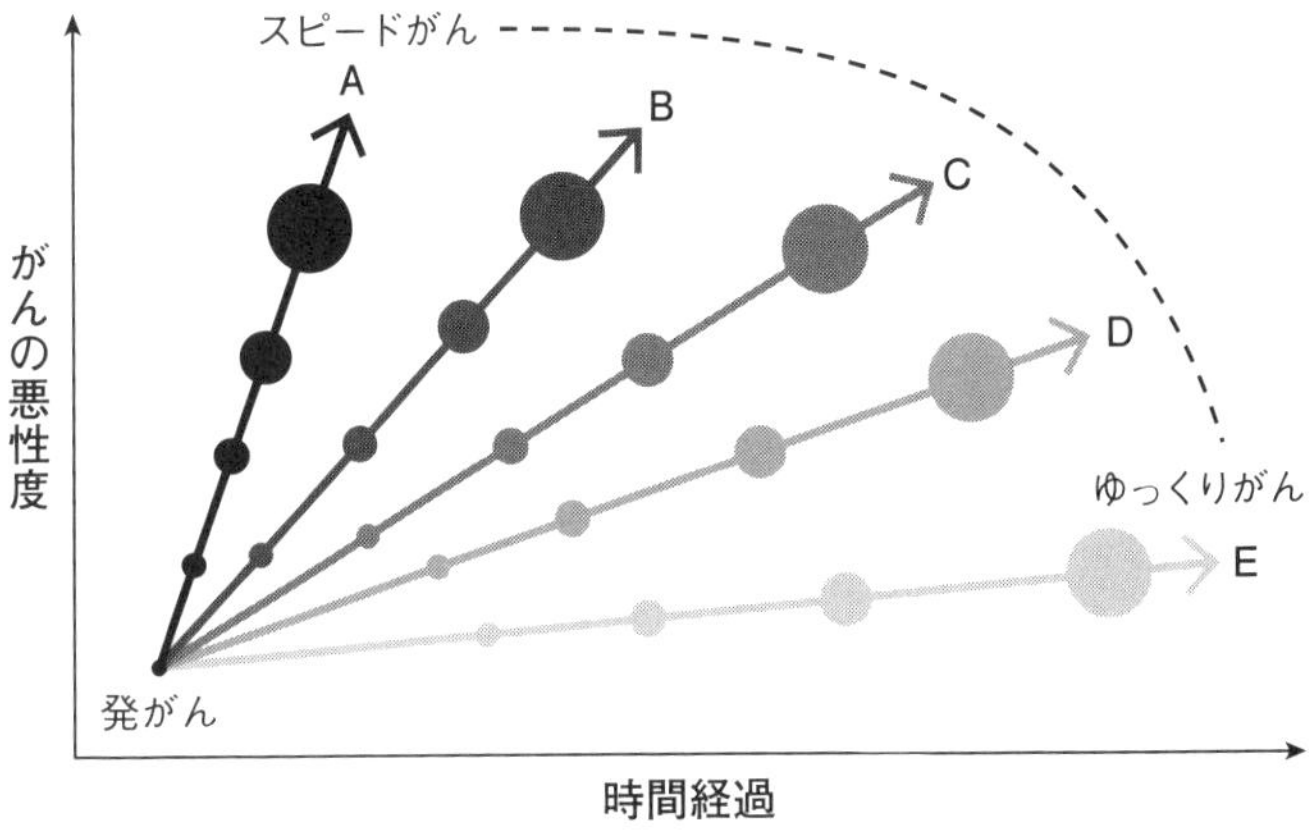

じ前立腺がんでもがん細胞の顔つきで低悪性度、中悪性度、高悪性度と分けて治療を選択しているのはこのためです。がんも種類によってナチュラルヒストリーが異なるのです。しかし、がんはがんなのです。一般にスピードがんほど、転移能も高く、予後不良です。発見した時点では、その後の正確ながんの進行具合やスピードが判断できないので、一般論として治療しましょうというのが現在の多くの医師の治療姿勢なのです。

近藤理論信者が治るがんを放置して命を落とすのは自己の判断であり自己責任といえばそれまでですが、私は正しい情報と知識と見識で判断していただきたいと思っています。

3 がんの進行度によって異なる治療法

がんという疾患は、進行度によって、治る見通しも治療法もずいぶんと異なります。**〔図表3〕**を見ていただくとわかりやすいですが、最初にできたがんをT因子（原発巣：Tumor のT）と呼び、その大きさや深達度などによって進行度が決められています。小さいものはT1で、大きく最も進んだ状態ならばT4というように、四段階に区別しています。

ところが厄介なことに、がん細胞は周辺のリンパの流れに乗って周辺のリンパ節に転移を起こします。この周辺のリンパ節転移の状態はN因子（リンパ節：Lymph NodeのN）と呼ばれ、リンパ節転移がなければN０で、リンパ節転移があれば、その広がりの状態でN１からN４に区別して進行状態を表現します。N３までなら、がんの原発巣とその周辺のリンパ節も一緒に治療すればいいわけですから、局所病の段階であり、手術などが可能です。しかし、実際にはＴ４やN３などの局所進行がんでは手術ができない場合も多く、また手術しても治癒する可能性は非常に低いものとなります。

次に、がん細胞が血管の中に入って全身の離れた臓器に転移するという現象が起きます。主に肺、脳、肝臓、骨などに転移しますが、最初に発生したがんの部位によって転移しやすい臓器も異なります。転移したとなると、全身病ということで手術や放射線という局所療法では太刀打ちできないことになり、治療は抗がん剤による化学療法が必要となり、根治は困難となります。臓器転移はM因子（遠隔転移：

〔図表３〕がんの進行度（局所病から全身病へ）

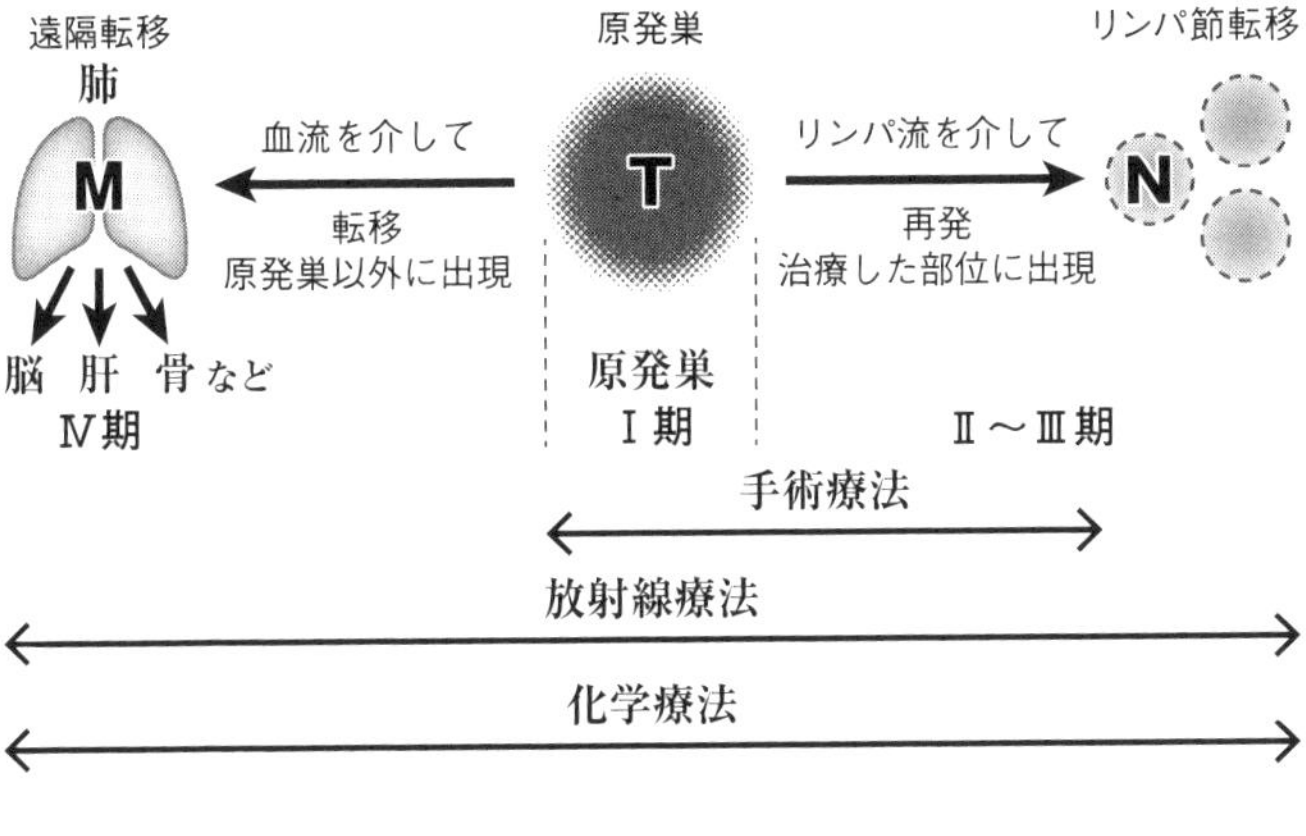

Metastasis のＭ）で表現し、遠隔転移が無ければＭ０、あればＭ１となります。

　ここで、今年の日本食道学会で行なわれた門馬久美子先生（がん・感染症センター都立駒込病院内視鏡科）の会長講演の内容をご紹介します。

　食道がんは、治療が大変難しいのですが、切除した標本を詳細に分析した結果、進展の様子がわかってきました。がんは放置すれば腫瘍サイズが大きくなるだけではなく、消化管のような管腔臓器では粘膜上皮細胞の発がん病巣が深部へ進展します。この深部への進展具合を深達度といっていますが、Ｔ因子の進行度は腫瘍の大きさではなく、深達度で決められています。Ｔ１ａはがんが粘膜内にとどまるもの、Ｔ１ｂはがんが粘膜下層にとどまるもの、Ｔ２はがんが固有筋層にとどまるもの、Ｔ３はがんが食道外膜に広がっているもの、Ｔ４はがんが食道周囲の組織にまで広がってい

〔図表４－①〕食道表在がんの深達度亜分類

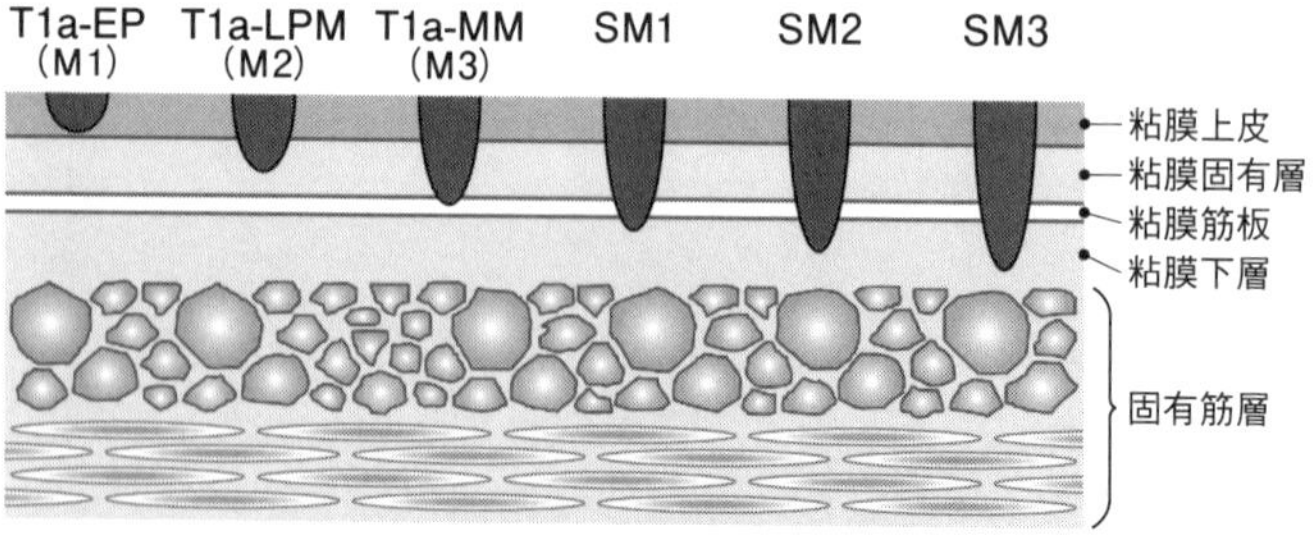

表在がん：がん腫の壁深達度が粘膜下層までにとどまる
早期がん：原発巣の壁深達度が粘膜層にとどまる
※いずれも、リンパ節転移の有無を問わない

るものです。わずか四ミリほどの食道壁の深部進展を四段階に分類しているのです。T1は粘膜下層にとどまっているものですが、同じT1でも粘膜筋板までにとどまっているものをT1a、粘膜下層に達しているものをT1bとし、さらにT1bでもSM1～SM3と三段階に深達度を細分化しています。しかし、この粘膜下層までにとどまっているT1のレベルでも、リンパ節転移や脈管侵襲の頻度は大きく異なってきます。門馬先生の三〇年間の苦労の研究成果を図表に示すと**〔図表4－①、②〕**のようになります。

がんを放置すれば深達度を増すばかりではなく、リンパ節転移の頻度は高くなり、血流をとおして他臓器に遠隔転移する血行性転移の原因となる脈管侵襲の頻度も増えるのです。これらの図表やデータを見たら、やはり見識のある人ならば、がんを発見しても放置するというような馬鹿げた選択はしないでしょう。また、

〔図表4－②〕食道表在がんリンパ節転移・脈管侵襲

深達度	症例数	脈管侵襲	リンパ節転移
T1a-EP	11	0%	0%
T1a-LPM	11	9%	0%
T1a-MM	16	56%	6%
SM1	9	75%	11%
SM2	43	95%	37%
SM3	53	98%	55%
Total	143	77%	33%

早期発見が重要だと思うでしょう。このデータから、リンパ節転移が五パーセント前後と考えられるＴ１ａは内視鏡を用いた切除が適応となり、手術で身体を傷つける治療侵襲も少なくてすむのです。

こうしてがんの進行度は、腫瘍の大きさや深達度（Ｔ）、リンパ節の状態（Ｎ）、他臓器への遠隔転移（Ｍ）という三つの因子を組み合わせたＴＮＭ分類で決めています〔図表５－①〕。ＴＮＭ分類をもとに、がんの進行度と広がりの程度を統括して表すことができるようにしているわけです。

また、進行の度合いが低い順に、ステージが０期、Ⅰ期、Ⅱ期、Ⅲ期、Ⅳ期に分類されています。〔図表５－②〕は一般論としての臨床病期分類ですが。この進行度分類は発生臓器により多少異なります。Ｔ１でもＭ１であればすべてⅣ期となりますし、治癒しにくいがん腫によっては、Ｎ３やＴ４であってもⅣ期となります。Ⅳ期ともなると全身化した状態ですから、より治療成績が期待できないことになります。したがって、先ほどお話しした治療

〔図表５－①〕ＴＮＭ分類

原発腫瘍 （T：tumor＝腫瘍）	T0	腫瘍なし （固まりを作っていない）
	T1～T4	がんの大きさ、浸潤の程度により、各臓器別に分類
リンパ節転移 （N：lymph nodes＝リンパ節）	N0	リンパ節転移なし
	N1～N4	リンパ節転移の程度により、各臓器別に分類
遠隔転移 （M：metastasis＝転移）	M0	遠隔転移なし
	M1	遠隔転移あり

〔図表5-②〕ステージ分類

ステージ 0	Tis（上皮内がん）～T1	N0	M0
ステージ Ⅰ	T1 ～ T2	N0 ～ N1	M0
ステージ Ⅱ	T1 ～ T3	N0 ～ N2	M0
ステージ Ⅲ	T2 ～ T4	N0 ～ N2	M0
ステージ Ⅳ	T4	N0 ～ N4	M0 ～ M1

後の五年生存率も違ってきます。ですから、同じがんでもⅠ期で見つかった人とⅣ期で見つかった人というのは雲泥の差があるわけです。胃がんの早期のⅠ期であれば九五パーセント以上治ります。ところがⅣ期の胃がんとなったらこれは五パーセントも治りません。

こうした進行度を知ることによって、最適な治療法がある程度は決まりますし、患者さん自身もどの程度治る見込みがあるかが予測できます。また各施設や国際的な治療成績の比較、そして治療方法の比較が可能となります。したがって、セカンドオピニオンを受けるときは、こうしたがんの進行状態などの情報をしっかりと伝えないと間違ったコメントをもらうことになるので気をつけて下さい。がんと言われても、進行度の知識をもって冷静に考えていただきたいと思います。

ところで、いま日本では、がんを治す治療としては手術が最も有効と考えられています。しかし冷静に考えれば、手術というのは局所に限局した取りきれる進行していないがんを多くは扱っているということができます。一方、放射線治療は手術では治らない進行したがんを扱っていることが多いので、放射線ではがんが治らないと思い込まされているのが現状です。

現在のがん治癒への寄与率でみると、アメリカでは三分の二は手術で治り、四人に一人、二五パーセントは放射線治療で治っています。抗がん剤で治っているのは血液のがんが中心となりますが、全体としては治癒の寄与率は一〇パーセント以下です。

ところが日本では、外科治療が優位で放射線治療が上手に使われていませんので、外科治療で約八〇パーセントを治しています。これは放射線治療が治らない治療法だということではなく、よく説明されていないことが最大の原因です。たとえば、「あなたはがんです。切らなくてはいけない」としか言われず、別に放射線治療という方法もありますという説明はなかなかされません。放射線治療に関する情報が患者さんはもちろん社会的に充分説明されていないのが現状です。

がん患者3万人と
向きあった医師が語る
正直ながんのはなし

第2章

がん患者が不安になる理由

1　なぜ患者と家族は今の医療に不信を抱くのか

がんは治る時代になったにもかかわらず、なぜ、患者さんや家族はがん治療に不安を感じたり、不信を抱いたりするのでしょうか。その大きな要因は、最適な治療法によって治療されていないということにあると思います。いま、がんの治療法としては、手術、抗がん剤、放射線の三つがありますが、すべての患者さんがこれら三つの治療法を適切に組み合わされて上手に治療されているわけではないということです。さらに実際の治療の結果だけではなく、説明不足も不信感を抱かせる大きなファクターになっていると思います。

たとえば、抗がん剤治療は、「毒をもって毒を制する」治療ですから、それなりの副作用があります。では、副作用についてきちっと納得して治療を受けているかというと、頭ではわかっているつもりになっているけれども、きちっとした説明がされないまま治療を受けている人が多いのではないでしょうか。

抗がん剤というのは、ある種のがん以外は完全に治しきれる治療法ではないのです。いま、抗がん剤で治せるのは血液のがんだけです。それ以外の固形がん、つまり胃、肺、大腸、肝臓、乳房、子宮などの臓器に塊となって発生するがんについては治すことは非常に難しい。著明な効果を示すこともありますが、通常はがん病巣の一時的な縮小や増大をちょっとストップさせるという程度の効果です。つまり、延命したり、症状緩和は期待できますが、最終的には命を取られてしまうのです。死という結果を前にすると、やはりがん治療に対する不満が残ってしまいます。こうした限界を持った治療法ではありますが、「抗がん剤は効かない」というのは正しくありません。

そういう気持ちを多くの患者さんや家族がもっているので、近藤医師のように、スパッと「抗がん剤は効かない」と言ってくれると、何か胸がスッとするような気持ちになります。こうした今日の医学の限界に対する不正確な認識や医療に対する不信が、近藤医師の本が読まれるバックグラウンドにあると思います。

ただし、近藤医師が言っていることで、今日の医療の問題点を指摘している部分もあります。たとえば、東京電力福島第一原発事故の後、「原子力ムラ」という強大な国際的なグループが、自分たちの利益のために原発を進めていたということが明らかになりましたが、医療の世界でも同じように「医療ムラ」ともいうべき利益集団が作られています。

医療を供給している医師を中心として、それを取り巻くかたちで、製薬会社、電子カルテなどの医療情報のデジタル化を推進するＩＴ産業、医療機器メーカー、そしてそれらを統括している医療行政の人たちで形成される巨大な「医療ムラ」が日本にもあります。こういう目先の利益を追い求める人たちの組織がうごめくなかでいろいろな問題が出てきています。

たとえば、みなさんがテレビCMなどで見る機会の多い身近なところで例をあげると、高血圧の定義の問題があります。高血圧の基準を、一三〇水銀柱ミリメートル以上とするか、一三五水銀柱ミリメートル以上にするかで何千億円もの降圧薬の売り上げが違ってくる。これには、まさに製薬会社の利害がからんできます。血圧が下がることを謳っている特定保健用食品（特保）飲料などを販売している食品会社も同じですね。基準値をちょっと変えることによって売り上げがまったく違ってくるのです。最近話題となった一兆二〇〇〇億円も売り上げた降圧剤のデータ捏造事件が典型です。

がん治療の領域では、たとえば乳がんの術後、ホルモンレセプターが陽性の患者さんにはホルモン療法を術後二年間行なったほうが長生きするというデータがありました。それが今度は五年間行なったらどうだろうということで、ランダマイズド・コントロールド・トライアル（無作為化比較試験）を行なった結果、五年間行なったほうが、より再発率が低い、生存率が高まった。そうすると、医学はEBM（エビデンス・ベースド・メディシン）、つまり「科学的根拠に基づく医療」で動いていますから、医学的な比較試験で証拠があれば、五年間行なうことが標準治療になります。

こうして、二年間だったのが五年間行なうことが標準治療になると、製薬会社としては、ホルモン剤の売り上げが単純に二・五倍になります。そして今は、五年間ではなく一〇年間投与したらどうかというトライアルが行なわれています。おそらく、一〇年間のほうがよいという結論が出るでしょう。一〇年間病院に通院させるわけですから、その間に他の病気も管理されることになって、結果として五年間の通院よりも生存率は高くなるからです。そうすると、三〇年前は二年間だったホルモン剤投与が、今度は投与期間が一〇年間になりますから、製薬会社としては五倍の売り上げになる。

ところが、無作為化比較試験にも問題があるのです。実際にどうやるかというと、たとえば「一万例」対「一万例」に分け、くじ引きで一方を五年間、もう一方を一〇年間として治験をして結果を見る。そして、五年間のグループの生存率が八〇パーセントで一〇年間のグループの生存率が八二パーセントになったとします。そうすると母数が非常に大きいですから、二パーセントでも統計学的には有意差があるとして、エビデンスになってしまう。ここでは費用効果分析の視点はありません。いくらお金を使っても一日でも長生きすることを基準とする判断で動いているのです。

しかし、比較する母数が少ない疾患で、「三〇例」対「三〇例」に振り分けて、生存率や治療成績に二〇パーセントの差が出たとしても、母数が少ないため統計学的に有意差が出ないということで、エビデンスとしては確立しない。二〇パーセントの差があっても、統計学的に有意差がないとなると、それは治療法としては否定されるわけです。そうやって医学のデータはつくられているのです。

逆にいうと、患者さんを実際に診て、実感をもって「こうだな」っていう医者としての感覚や実感といったものは否定されてしまい、統計数字だけがすべてのような風潮になっています。患者本位の治療や医療ではなく、統計数字の結果だけが一人歩きして治療を左右しているのです。

実は、エビデンスといわれるものは、非常に少ないのです。たとえば、六五歳以下の元気のいい、全身状態が良好な患者さんだけを集めて、抗がん剤の毒性試験や治療効果の比較試験が行なわれます。こうした六五歳以下の元気のいい人を対象にした研究であっても、その結論だけが一人歩きして、今度は、七〇歳以上のかなり全身状態の悪い患者さんにもその治療が行なわれることになります。しかし、七〇歳以上の人に対しては、比較試験に基づいた何のエビデンスもないのです。若い元気な人のデータがこうだからといって、それに基づいて高齢者に治療したら、抗がん剤の毒性がより強くなったりします。そうすると、この治療結果が決して良いものになるとはかぎりませんので、医療不信に陥ることになります。

2 がん検診は有用です

近藤医師の主張は、かなり極論を言っていることと、結果から見てものを言っていることが特徴です。その一例として、近藤医師は、がん検診の有用性を否定し、「百害あって一利なし」とまで明言しているのですが、この点を検討してみましょう。

がん治療の効果を見る方法として五年生存率というものがあります。がんは、最初に発生したところから離れたところへ飛んでいく性質（転移）があります。転移したばかりの微小な顕微鏡的なレベルの小さながんは、どのような診断方法によってもとらえられませんし、当然、手術でも取り去ることは困難です。そのようながんが残った場合、一般のがんでは術後の経過とともにしだいに増殖して致命的な結果となります。そして、五年目までには、そのほとんどが発症してしまい、それ以後に再発してくる例はまれです。「がんは手術して五年経てば治ったと考えて大丈夫」という話を聞いたことがある人も多いでしょう。このことから、きわめてゆっくりと進行する一部のがん以外は、五年生存する率は「治る割合」を表しているともいえるわけです。

その五年生存率は、私が医者になった四〇年前は、がん患者全体の四三パーセントでした。それが、今五三パーセントと一〇パーセントも上がっています。日本人にとって代表的ながんである胃がんの五年生存率も、四〇パーセントぐらいの生存率だったものが、今は八〇パーセントぐらいになってきました。この四〇年間で四〇パーセントも上がっているわけです。

その最大の要因は早期発見です。たとえば、粘膜の上皮にとどまっているようながんが見つかった場合、内視鏡を使った胃粘膜切除術で終わってしまいます。そういう患者さんは九九パーセントが治療後五年生存しますから、早期発見・早期治療により成績が向上しているということになります。

では、先ほどのがん進行ステージのⅢ期、Ⅳ期になった胃がん患者の五年生存率が上がっているかというと、決して上がってはいません。Ⅲ期の患者さんが手術して再発した場合、抗がん剤で延命治療はできます。何カ月間かの延命は可能になりましたが、再発後の抗がん剤治療で生存期間が五年以上にはなることはほとんどありません。ですから、Ⅲ期、Ⅳ期の胃がんの五年生存率は、四〇年前から上がったのかというと、そう画期的に上がっているわけではないということです。

しかし、胃がんという日本の代表的ながんを採り上げても、早期発見で治療していることが、五年生存率を引き上げていることは事実なのです。だから、「検診は無用」だとか、

「早期発見しても意味がない」と言うことは、根本的に間違っています。

そもそも、近藤医師ががん検診を否定する根拠としているデータの多くが海外のデータなのです。日本の検診の有用性を否定するのであれば、日本のデータで語るべきです。国によって、検診受診者の教育レベルや経済的レベルも異なり、がん発見後の医療の対応も異なるので新たな分析が必要です。日本は、就学年数も長く、国民全体の平均的知的レベルは世界一と言っても過言ではありませんし、国民皆健康保険によって必要な医療を受けることができますし、またがん医療のレベルも高いからです。

また、検診という医療技術や医療行為の有用性評価は、たんにその結果だけではなく、効果費用分析も行なうべきです。検診によって早期治療が増加すれば、早期がんの医療費は進行がんに費やされる医療費と比較して数分の一の低額ですむことから、がん医療に使われる医療費は激減します。

さらに、検診技術の進歩は早期発見の医療技術を進歩させますし、がんの進行度に見合った新しい低侵襲の治療法の開発にもつながります。そうなれば、患者さんは形態と機能を温存して良好なQOL（クオリティ・オブ・ライフ＝生活の質）でがんを克服できますし、縮小手術ですませる症例も増加するでしょう。また、小病巣であれば放射線治療で治癒が期待できる症例も増え、近藤医師の嫌う手術的治療を行なわなくてすむ症例も増加します。そして低侵襲な治療で治癒した患者さんは社会復帰して働くことができ、社会的な生産活動に携わることが可能になります。

それだけでなく、検診がもたらす精神的効果もあります。幸いがんを発見されなかった被検者は、検診によって健康である自分を確認して気持ちよく次回の検診まで生活できるという精神的安定も考慮すべきです。こうしてみると、日本は世界一安いコストで、高い医療レベルと高い国民の健康指標を得ている国であり、検診が多大に寄与していると言えるのです。

もし検診を見直すとすれば、検診の間隔、ハイリスク群の絞りこみ、がんが発見されても治療に結びつかない超高齢者は対象外とするなど、検診の効率性をさらに検討する余地は残されているでしょう。

3 「がんもどき理論」って何だろう

次に検診を否定するもう一つの理由である、がんについての基本的な認識の問題として、「がんもどき理論」について検証してみましょう。

近藤医師は、「治った人は結局がんもどきで、がんの人は最終的にみんな死ぬんだから、そのまま放置して経過を見るだけでいいんだ」と言いますが、がんが発見されたとき、それが「がん」か「がんもどき」かは、その時点ではわからないのです。せっかく、がんが見つかったにもかかわらず、治療せずに放置したことによって命を失ったら、いったいどういう責任を取るのでしょうか。たいへん無責任な言い方だと思います。

このような理論に対して、がん治療を行なっている先生方がきちっとした反論をしていないことも、近藤理論がマスコミでもてはやされる背景にあると言えるでしょう。近藤医師は、反論がないから自分の理論が正しいのだと言っていますが、まったくそうではありません。がん治療に一生懸命取り組んでいる医師にしてみれば、ばかげた理論に反論する気にもならないというのが正直なところだと思います。

また近藤医師はこの二〇年近くも医者が集まる学会や研究会で研究発表をしないようになりましたし、顔を出さなくなっており、議論もできないのです。同業者には誤魔化しが効きませんので、同業者間の議論を回避し、素人相手に誤魔化すことにより近藤教祖になって悦にいっているのは悲しいかぎりです。最近、近藤教の信者ががんを放置して死亡したということも医師間のネット上で話題になっています。近藤医師はどう責任を取るのでしょうか。

では、「がんもどき理論」は理論的に正しいのでしょうか。確かに病理組織学的には非浸潤がんという範疇に分類される転移しにくい静的な性格のがんは存在します。また、長いがん発生のナチュラルヒストリーのなかで、一見がんもどきに振舞うがんもあります。しかし、このようながんは決して多くはありませんし、高頻度に無駄な拡大手術がなされているわけもありません。各臓器の特殊性やがん病巣の性格からその発育のスピードや転移の仕方はさまざまですが、放置すれば遠隔転移を生じ致命的となる浸潤がんが圧倒的に多いというのが事実です。

また、一片の病理組織標本から、手術などの治療をしないですむがんであるかどうかを判断することは、どんな名医でもできません。がん病巣がいつまで局所病としてとどまるのか、いつから遠隔転移して全身病となるのかは、がん腫の種類や個々の症例によって異なるので、現場の医師は一般的な対応として治療する立場を取らざるをえないのです。転移してから、慌てて手術してもすでに手遅れですし、また腫瘍サイズが大きければ大きいほど、重要臓器との癒着や、腫瘍の栄養血管の処理などに限界が生じ、摘出術も難しくなり、また機能と形態の損失を余儀なくされてしまうのです。

がんの最も恐ろしい点は、臨床症状が現れた場合には、すでに進行がんとなっていることが多く、救命が困難となることです。大きく増大して臨床症状を呈する「がんもどき」などほとんどないのです。

たとえば、小さな喉頭声門がんは、声帯にがんができたものですが、この声帯は鶏肉でいえばスジのような組織ですので、リンパ流も血流もなく、そのため転移は非常に少ないので、短期的に見れば、「ゆっくりがん」や「がんもどき」と考えられる腫瘍です。しかし、放置して声門上や声門下に進展し、リンパ流や血管と接触すると高頻度に転移を生じます。たまたま声門の小腫瘤によって声が嗄れたりするため早期に発見されますが、こうした「がんもどき」T1声門がんに対しては近藤医師も放射線治療を行なっているはずです。がんは上下左右にも進展しますが、同時に深達度も増すために、リンパ管や血管などの脈管への侵襲も高頻度に起こり、より悪性なものとなります。

がんは、非常に長い経過で発がんし、また長い経過で発症することが解ってきましたが、病理組織診断でがんと診断されたものは、放置すれば増大し、ほぼ確実に悪性度を増すという自然経過をもった疾患なのです。「がんもどき」は短期的な視野で進行がんに発育するまでの長い時間的経過（数年～数十年）の一時点を見ているにすぎません。「がんもどき理論」は、がん医療の原則である早期発見・早期治療のパラダイム（理論・方法・技術・機器など）を変更するだけの根拠にはならないと言えるでしょう。したがって近藤医師が主張するような「がんもどき」を期待して治療を放棄してしまうわけにはいかないのです。

4　適時発見・適切治療のすすめ

ここで私のがん治療に対する今の考え方を述べます。現在の心境は「早期発見・早期治療」から「早期発見・適切治療」へと転換すべき時期だと思っています。また、できれば「適時発見・適切治療」となればベストだと考えています。

どういうことかというと、たとえば、画像診断の進歩によって、CT撮影すると肺野型の肺がんが見つかります。肺野型というのは、肺の末梢に小さな影ができたことを意味します。一センチもあったら誰の目でも見逃すことはないのですが、今では、五ミリほどの小さな白っぽい影が発見されます。

これまで肺がんは、普通の単純写真では、かなり大きくならないと末梢にあってもわかりにくくて、三センチまでが「T1」なのです。ところが、今はCTでていねいに撮影すると、五ミリ、さらには二ミリの影もわかるのです。では、五ミリの影が見つかったときどうするか。これはがんかもしれないとなると、当然患者さんは心配します。かといって、五ミリのその影にどう対処するかとなると、実は医者も困るのです。

五ミリの影だと、がんかどうか判別できないのです。炎症のあとかもしれないし、良性の腫瘍かもしれない。「GGO（すりガラス状陰影）」といいますが、三分の一はこれまで生きてきたなかで生じたなんらかの炎症後の肺の変化として残ったものであり、三分の一は良性の腫瘍、三分の一ががんというのが大雑把な確率です。つまり、検査機器の性能が向上したことによって、がんでなくても異常影として見つかって心配する時代になったということです。

では、がんかどうか診断するとなるとどうするか。末梢ですから内視鏡を入れて診断することは非常に難しいので、細胞を取ってこられません。そうすると、透視下で肺に針を刺して細胞診することになる。しかし、呼吸性移動もありますから、「はい。息を止めて」といって針を刺したとしても、がんにうまく刺せる保証もない。肺ですから気胸を起こしてしまうリスクがある検査になります。小さい病巣の生検（患部の一部を切り取って、顕微鏡などで調べる検査）も容易ではありません。

影の大きさが一センチぐらいになれば、影の輪郭が不整ででこぼこしているとか、良性の腫瘍とは違うことがわかるので、診断を兼ねて治療をすることになります。生検するのは危険もともなうし確実ではないから、手術して取って、がんだったら正解だし、がんでなくてもごめんなさいねっていう治療になるわけです。

しかし、それが可能になるまでは、影が見つかってから三カ月に一回とか、半年に一回

ＣＴを撮ってずっと追いかけるわけです。そうすると、患者さんは無駄な被ばくはするし、医療費もかさむし、なによりも、ずっと心配しながらの生活をしていくことになり、精神衛生上も悪い。こういう生活が、生きている人間にとってよいことかというと、決してそうではない。とても不幸なことです。がんがあるかもしれないと心配していつも気持ちが晴れず、しかも、定期的にＣＴの検査を受けなければならないのですから。となると、影を早く発見することがよいことだとはかぎらないのです。「知らぬが仏」の世界があってもよいのではないかと思います。

私のいう「適時発見」というのは、ほかに転移していなくて、ちゃんと組織診断がつくようなレベルの大きさ、たとえば、生検によって「あ、やっぱりがんだな」と診断ができ、治療しましょうって腰を上げられる段階で見つかることです。ばらつきはあるにしても、診断ができる段階で、なおかつ転移がない時期に見つけるのが一番適時であり、それが最も適当な時期に見つかったがんということになります。それが理想で、無駄が少なくてすみます。

次に「適切治療」です。たとえば、早期治療だといって切る必要のないがんを切って機能を失うような治療をするのは間違っています。いろいろな治療法が進歩している今日、「早期」より「適切」な治療をどうするかということのほうが、重要なポイントになります。がんという病は、一言でいうと、慢性疾患です。急性期の病気ではなく、がんが見つかるまで、そのがんになるまで何年もかかってできているわけですので、二、三週間、あるいは一カ月治療が遅れたからといって、特殊ながん以外は問題ありません。

できるだけ早く治療しなくてはならない救急救命のような領域とはまったく違うのです。一カ月かかってもいいから、自分で治療法をちゃんと勉強し、医者と相談し、適切な治療を受けることが大切です。手術でも、放射線でも、抗がん剤でもよいのですが、とにかく適切な治療をするということが一番肝心なことなのです。しかも、なおかつ、専門医による適切な治療ということが、治しきるためのポイントになります。「見つかったら専門医による適切な治療をすること」が、大事なのです。だから、がん治療のこれからの考え方としては、「早期発見・早期治療」が「適時発見・適切治療」という概念に置き換わっていかなくてはいけないと考えています。

5　抗がん剤が「効く」ということの意味

近藤医師の主張の一つに、「抗がん剤は効かない」というものがあります。次にこの点について検討してみましょう。

近藤医師は、抗がん剤が効くのは一部の血液がんだけで、そのほかのがんには効果がないと言っています。がんを三分類して、血液がんのように一応根治できるがんと、腫瘍が小さくなるものと、全然効かないものとに分けていますが、内科の教科書には四分類されて書かれています〔図表6〕。

単純化して言うと、放射線と同様で、細胞分裂が盛んな細胞ほど抗がん剤も効きやすい。そういう原則があって、血液のがんである白血病、悪性リンパ腫といったがんは抗がん剤治療で治るようになりました。私が小学校一年生のとき、仲の良かった同級生が急性リンパ性白血病で、三カ月で死んでしまいました。ところが、いまや白血病は八割の治癒を目指している時代です。悪性リンパ腫も非常によく治るようになりました。しかし、普通の固形がんについては、抗がん剤が効くというのはがんが一回り小さくなったりしたということを意味するのです。

ほとんどの患者さんは、睡眠薬を飲めば多かれ少なかれ眠たくなるし、痛み止めを飲めば多かれ少なかれ痛みは緩和される、それが薬だと思っているわけです。ところが、抗がん剤という

〔図表6〕期待される抗がん剤のがん腫別の効果

- **抗がん剤で完治する可能性のあるがん**
  急性白血病、悪性リンパ腫、精巣（睾丸）腫瘍、絨毛がんなど
- **症状の進行を遅らせることができるがん**
  乳がん、卵巣がん、骨髄腫、（小細胞）肺がん、慢性骨髄性白血病など
- **症状が和らぐ可能性があるがん**
  前立腺がん、甲状腺がん、子宮がん、肺がん、大腸がん、胃がんなど
- **ほとんど効果が期待できないがん**
  脳腫瘍、腎臓がん、膵臓がん、肝臓がんなど

のは、そういう薬の概念には当てはまらないのです。

すべてのがんに効く抗がん剤というのはありません。そのため、抗がん剤の効果判定に関しては、〔図表7〕のように著明に効いた著効、有効、変わらない不変、それから無効の四つの判定基準が設けられています。

抗がん剤の臨床効果は、腫瘍が最も縮小してその状態が四週間以上持続したときの縮小率によって判定するのです。しかし、効果の持続期間も効果判定の基準に入れるので、効果判定するためには四週間は別の治療ができないことになります。つまり、効果の乏しい治療でも四週間以上経過しなければ次の治療ができず、さらに効果持続期間を見るためには抗がん剤治療だけで様子を見るといった事態となっていたのです。最近は効果の持続期間にはこだわらなくなりましたが、いずれにしても基本的には腫瘍の縮小状態で判断しています。

抗がん剤の効果判定は、著効・有効・不変・無効の四段階ですが、「著効」とは、臨床的に触診で腫瘍が触れなくなり、画

〔図表7〕抗がん剤の効果判定

著　効 完全反応、完全寛解、 CR (=Complete Response) ともいう	腫瘍がすべて消失し、その状態が4週間以上続いている場合。
有　効 部分反応、部分寛解、 PR (=Partial Response) ともいう	腫瘍の縮小率が50%以上で、新しい病変の出現が4週間以上ない場合。
不　変 NC (=No Change) ともいう	腫瘍の大きさがほとんど変わらない場合（正確には、50%以上小さくもならず、25%以上大きくもならない場合）。
無　効 進行PD (=Progressive Disease) ともいう	腫瘍が25%以上大きくなった場合、もしくは別の場所に新たな腫瘍ができた場合。

像検査上消失した場合です。しかし、臨床的に消失しても顕微鏡的レベルで見るとがん細胞が残存していることが多いので、再発する可能性は充分にあります。「有効」とは腫瘍サイズが五〇パーセント以上縮小した場合、「不変」とは腫瘍サイズがほとんど変わらない場合、「無効」とは腫瘍の増大や新病巣が出現した場合を意味しています。そして「著効」と「有効」を合わせた効果を「奏功率」と呼び、厚労省は奏功率が二〇パーセント以上あれば、抗がん剤として承認し製造販売の許可を与えています。抗がん剤は、白血病や悪性リンパ腫などの血液のがんを中心としたいくつかのがんには効果を発揮しますが、非小細胞肺がんなどの通常のがんに対しては、眼を見張るほどの効果は無く、「著効」はゼロから一パーセント、「有効」は二〇から四〇パーセント程度です。

たとえて言えば、抗がん剤の効果はプロ野球選手の打率と考えても結構です。二割以下なら首を切られますし、三割打てば一流選手です。通常はシングルヒット（有効）ですが、たまによく効いた場合は二塁打、三塁打です。抗がん剤の著効は逆転満塁サヨナラホームランのようなものです。数種類の抗がん剤を組み合わせた併用療法で少し効果は上がりますが、画期的な奏功率とはなりません。たとえば、胸部単純エックス線写真で三センチ大の円形の肺がん病巣が化学療法によって二センチ大になれば、五五パーセントの縮小率となり、効果判定は「有効」となります。患者さんには「効いている」と説明できるわけです。しかし、腫瘍が三センチから二センチになっても、患者さんはむしろ吐き気や食欲低下や全身倦怠感などの副作用のマイナス面を感じることも少なくありません。

一〇〇人のうち「著効」例はゼロで、三センチの腫瘍が二センチになった「有効」例が二〇人いれば、薬事承認される立派な坑がん剤となりますが、抗がん剤の効果に関する医者と一般人の認識のギャップは、どちらが正しいという問題は別として、ずいぶんかけ離れているように思われます。インフォームド・コンセントが叫ばれていても、医者の「効いている」という一言に秘められた意味の解釈が異なれば、治療に対する信頼感に揺らぎが生じるのも当然でしょう。

がん治癒の最低条件は肉眼的腫瘍の消失であり、本来は完全寛解（CR）のみが意味をもつべきです。しかし、抗がん剤でCRとなることは稀ですので、有効（PR）という概念が必要となったのです。このこと自体が抗がん剤の限界を示しているのですが、抗がん剤の効果判定に固執するあまり、放射線治療などの有効な治療法への変更を妨げる事態ともなりました。ほかに良い評価法がなかったとはいえ、これは抗がん剤という治療法の評価方法に内在した問題であり、このような抗がん剤の効果判定の基準や、薬として認可される仕組みについては、一般にはまったく理解されていないわけで、医療への不安や不信発生の原因の一つとなっていると思います。

また、抗がん剤は、毒性もあり、みなさんご存じのように副作用があります。そして効果と副作用との間の幅が非常に狭いのです。普通の薬は、幅が広く、効果と副作用の線が離れています。だから、〔図表8〕のように普通の薬は効果が一〇〇パーセントあって副作用が一パーセントといったS状形のカーブになるわけですが、抗がん剤は、効果と副作用のカーブがほとんど密着している。つまり、効果と副作用出現の幅が狭いのです。

そういう効果と副作用の微妙なバランスのなかで、使ったほうが得だと判断されているのが抗がん剤という薬なのです。ところが、抗がん剤は、このように普通の薬とはまったく概念が違うのだということが、患者さんや家族にはほとんど正確に説明されていません。内科の先生は忙しくてあまり説明しておらず、患者さんや家族はちゃんと理解していないので、抗がん剤の毒性、副作用に悩むわけです。

ちゃんと理解されていないにもかかわらず、医者から「がんが小さくなってよくなっていますね」とか言われたら、患者さんは治るような気になるのは当然です。ところがそれは一回り小さくなっただけの話なのです。抗がん剤は、骨髄抑制などの副作用があるので使う量がある程度限定されていて、限界がくると使えなくなります。そうすると、またがんは大きくなっていきます。ですから、がんが一時的に小さくなって、結果として延命する可能性を期待できる治療ではあるのですが治るわけではありません。血液のがんのような治癒が望める疾患以外は、基本的には延命治療だと考えたほうがいい。あるいは、小さくなることによって、症状が少し和らいだりすることもあります。それもがんの種類や部位によって抗がん剤の効果も多少は違ってきます。

基本的にそういうことが理解されていれば、たとえば、再発した場合に抗がん剤を使うかどうかという選択に際しても、それが効果と副作用との兼ね合いで自分にとってどのくらい得なのかを、医師と相談しながら一人ひとりが判断していくことができるでしょう。しかし、そういうことをきちっと説明されていない現場の環境のなかで、医療に対するさまざまな不安や不信みたいなものが出てくるわけです。

それに加えて、医療コストの問題もあります。これについても説明しない医師がほとんどで、ずいぶん高い薬だけど効果がないな、などと思っている患者さんや家族も多いのではないでしょうか。裏返せば、それだけ日本は恵まれているわけです。そういう点では、日本は世界一手厚い医療をやっているのです

〔図表8〕抗がん剤と一般薬の効果と副作用出現の幅の違い

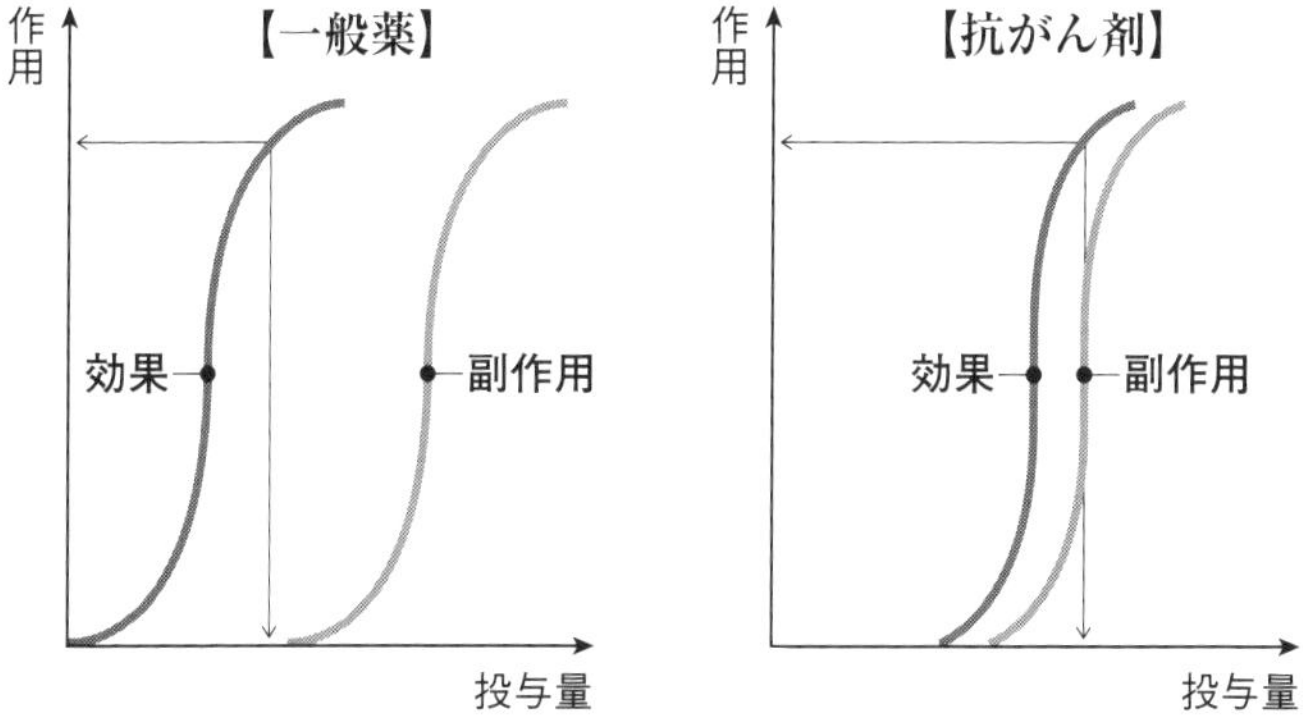

が、患者さんもコストの面をちゃんと知ってほしいと思います。

たとえば、大腸がんの手術後に再発したり、あるいは肝臓に転移したという患者さんに対して、四〇年前の抗がん剤の世界は、「5－FU（フルオロウラシル：fluorouracil）」という薬を中心とした治療を行なっていました。その結果、再発や転移した患者さん全体がどのくらい生きられるかという中間生存期間はだいたい一年でした。今は、積極的ながん治療なしでも大体二年生きられると言われています。それは、なぜかというと、統計学でいうリード・タイム・バイアスがあるためです。リード・タイム・バイアスというのは、時間的なファクターを加味して補正することです。四〇年前は、画像診断で肝臓への転移がわかるのは三センチ、五センチの大きさになってからでしたが、今は、一センチでわかります。つまり、五センチの大きさになってから発見された人の予後は一年かもしれませんが、一センチの大きさで見つかったら、何もしなくても二年は生きるかもしれないということです。ところが、抗がん剤治療をする医師たちは、「いや、一年だった中間生存期間が二年になった。抗がん剤の効果で一年間引き延ばした」と言うわけです。しかし、これは正確ではないですね。

現在の大腸がんに対する抗がん剤の標準治療としては、フォルフォックス（FOLFOX）とアバスチン（AVASTIN）が多用されています。フォルフォックスというのは、四剤の抗がん剤の組み合わせの一つの名称です。アバスチンというのは、腫瘍の血管新生を阻害する分子標的治療薬です。がんが増殖するために必要な酸素や栄養を運ぶための新しい血管が形成されることを「血管新生」と言いますが、それを阻止するために血管を形成する働きを持つ分子を狙い撃ちしてその機能を抑える治療法です。「フォルフォックス」プラス「アバスチン」っていうのは、標準治療ということです。

この一回投与には約一〇〇万円かかります。一カ月に一回程度打っていたら、抗がん剤治療だけで年間一〇〇〇万円以上かかる。それでどのくらい延命するのかというと全体では約三カ月の延命となります。もちろん非常に効果が得られて年単位で延命する人もいます。しかし、がんに対する積極的な治療を何もしないで、栄養状態をよくしたり、痛かったら痛み止めを使ったりという対処的管理をするだけで、二年間程度は生きます。抗がん剤を使用すると、約三カ月間の延命を得ることができます。抗がん剤を使う群と使わない群の患者さんをたくさん集めて比較すると統計学的には有意差が出て延命効果があるとなりますので、医学的なエビデンスとなり、標準治療と位置づけられるのです。内科の先生も抗がん剤を使う根拠になるし、製薬会社も潤います。

でも、日本の医療では、「一〇〇〇万円、二〇〇〇万円かかって、三カ月の延命になりますがどうします？」というふうには、決して聞いてくれません。患者さんは、何かそれを使っていると少し治るようなつもりになっている。もっとずっと長生きできると思っているかもしれない。だけど、お金を使っている割には思ったほど効果がないというのは、本人がある程度自覚しますし、副作用にも悩まされることになりますから、やはりがん医療に関する不信みたいなものが、気持ちのうえで出てくるわけです。

そこに、近藤医師のように「抗がん剤は効かない」といった主張がなされると、共感する人が出てきてもおかしくないかもしれませんね。しかし、これまで検討してきたように、近藤医師の主張である、早期発見・早期治療の否定、「がんもどき」理論、そして抗がん剤の否定は、いずれも今日の患者さんや家族がいだいているがん治療や医療に対する不安や不信を代弁し、鋭く指摘する面もあるのですが、全体とすると誤った見解です。大目に見ても医学ではなく養生訓レベルのものだと言えると思います。

6　治療結果の格差はどうして生じるのか

がん治療の方法（論）が一定のコンセンサスを得られていても、個々の治療場面では技術的側面が大きく反映し、結果の優劣をもたらします。しかし、それは医学が「神でない人間」が行なうものである以上免れることができないものです。

放射線治療においても施設、機器、医師の力量の差によって治療成績に差が生じます。しかし、放射線治療の場合は、医師の力量の差を、機器を整備することによってかなり縮小できる可能性があります。しかし現実は、リニアック（直線加速器）一台あれば放射線治療ができると考えている人が多く、かつて厚生省管轄の国立病院では実買定価三〜四億円のリニアック装置の購入に際して約一億円前後しか予算化されていませんでした。これでは放射線を出すだけの本体しか購入できず、緻密な照射を行なうための周辺機器は整備できません。コンピューターテクノロジーの進歩を医療現場に反映できない状態なのです。こうした高額医療機器の適正配置や効率的利用に関しては、現場の医師の責任ばかりではなく、医療行政にも検討され解決されなければならない問題があるのです。その結果、放射線治療に対する施設間の格差が医療の質の格差となって患者さんや家族に不信感を与えているのです。

7 医学界の体質と医学教育の問題

日本の医学学会の発表をみていると、経験的で科学的根拠に乏しいものが多く、お互いが妥協的で、見解の相違でまかり通る雰囲気があります。医療は技術的側面をもつために経験が優先されがちな領域であり、医師は本気で自分は正しい治療を行なっていると考えているからです。

たとえば、一九六八年に行なわれた和田心臓移植に携わった医師たちは、全員が画期的な手術に立ち会えた喜びを語っていて、決して間違った手術をしたとは考えていません。刑事訴訟では不起訴となり、医学的には手術の正当性に関して結論を出さないままに推移したため、現在の臓器移植の医療に関しては国際的には遅れた状況をつくりだしています。こうした医学界の曖昧な体質は、現在のがん医療も引き継いでいます。がん治療に携わっている医師たちは間違っている治療を行なっているとは考えておらず、少ないエビデンスと経験のなかから学んだがん医療を行なっているのです。人間の経験は限られたものであるにもかかわらず、特に分化・専門化した現代の医療では、自らが携わった狭い領域での知識と経験で治療法を選択しているのが現実です。日本の外科治療優位の状況は外科医のマンパワーを背景として、教育の過程や卒後の医療現場環境により培われたものです。〝手術したい〟、〝手術したほうがよい〟、〝手術すべきだ〟は次元の異なるものであり、またがんのナチュラルヒストリーを熟知し、切除可能性（respectability）と手術可能性（operability）と治癒可能性（curability）の違いを区別して考えるべきですが、しかしこれらがよく説明されず、外科治療が行なわれる土壌が問題なのです。

なぜこのような手術優位な状況になっているのでしょうか。それは、がんの局所治療法としての放射線治療が日本ではよく理解されず、有効に利用されていないことが大きな要因の一つと考えられます。切らずに治す放射線治療が確立していなければ、根治治療としては外科的切除しか道はないのです。日米の放射線治療部門を比較すると、アメリカではがん患者さんの約半数ががん治療の過程で放射線治療を受けていますが、日本の放射線治療の利用率は二五パーセント以下です。放射線治療の専門医も少なく、治療機器設置病院の約半数が非常勤医師に頼っている状況です。もちろん、物理学的な治療機器の精度を維持するための放射線医学物理士などの職種も充分には院内に確保されていません。そのため、最近はかなり認識が変わってきましたが、多くの医師は、放射線治療は末期がんや他に治療法が無くなったときに紹介するような印象しか持ち合わせていなかったようです。

高額な設備投資を必要とする割には、診療報酬は低く、そのため非採算部門となり放射線治療は普及せず、「安かろう悪かろう」という状況がつくられていたのです。

また、放射線治療医が育ちにくい大学病院の教育にも問題があります。現在の日本の大学病院の放射線科の教授の多くは診断学の専門家であり、放射線治療の専門家は少ないのが実態です。放射線を使用するという共通性はあっても、放射線診断と放射線治療の仕事はまったく異なります。こうした状況では、放射線治療医が育たないだけでなく、関連する各科のがん治療医が放射線治療を学び、理解することも非常に難しくなります。その結果、放射線治療が普及せず、手術優位の治療法が選択され、効果の少ない抗がん剤の治療がはびこる事態となっているわけです。バランスのとれたがん治療には放射線治療の普及が欠かせません。そのためには欧米の先進諸国のように、大学教育において放射線科を診断学と治療学に分け、放射線治療学の独立した講座の開設が必要ですか、まだ充分ではありません。

8 がん治療におけるQOL（生活の質）とQOT（治療の質）

すでにお話ししたように、日本の放射線治療施設や装置やマンパワーなどのハード面での貧困と不足は、放射線治療の有用性を正当に評価できない現実をつくりだしてます。とくに放射線治療の専門医は約一〇〇〇人しかおらず、兼任を合わせてもマンパワーは極端に不足しています。放射線治療機器も決して有効に利用されておらず、放射線治療のQuality control（質の管理）とQuality Assurance（質の確認・保証）も確立しているとは言いがたい状況ですが、医療の質は明らかにQOLを考慮した時代へと突入しています。

哲学なき経済大国日本は、人口比でいえば、放射線治療機器は世界一保有していますが、その使われ方が問題です。私が参加したQOLをテーマとしたあるシンポジウムで、内分泌外科を専攻する某医師は乳がんの骨転移の治療において「まず六カ月間のホルモン療法を行ない無効であれば放射線治療を行なう」と結論づけていました。しかし、その治療方法は、放射線治療医の立場からすればまったくナンセンスです。ホルモン療法は約三〇パーセントの奏効率しか期待できない治療であり、有効例でも除痛効果は二〜三カ月後に現われます。効果が現われるまでの疼痛や七〇パーセントの無効例のＱＯＬはどう考えるのでしょうか。早急に放射線照射することによって骨転移による除痛を行ない、同時にホルモン療法や化学療法を併用すればＱＯＬは短期間で向上するでしょう。

食道がんはどうでしょうか。最近は手術一辺倒ではなくなりましたが、以前、全国のがんの専門医に仮想シナリオで自分ががん患者になった場合にどのような治療法を希望するか、または医師として推奨する治療法は何かをアンケート調査したところ、Ｉ期の食道がんの場合、外科医の九八パーセントが手術を選択し、放射線治療医の六九パーセントは放射線治療を選択しました。

「経験だけが思想になる」という吉本隆明という思想家の言葉がありますが、まさに自らが係わっている領域でしか治療法が選択できないという人間の思考の限界が感じられます。

舌がんの治療においても、切らずに治せる症例にもかかわらず切除を行ない、術後のＱＯＬの評価として、嚥下・構音・咀嚼などの機能や形態を論じても仕方がありません。

ＱＯＬは患者側の問題ですが、医療従事者側としては主体的問題としてクォリティ・オブ・トリートメント（ＱＯＴ＝Quality of Treatment、または Quality of Therapy：治療の質）を問題にすべきでしょう。ＱＯＬとＱＯＴは表裏一体であり、最も良質な治療は最も良質なＱＯＬを保証すると言えます。

ＱＯＬの原点は、治療において機能と形態を温存し、患者さんの社会的人間存在を確保することです。また、医療行為における説明と同意においても、多種多様な価値観・人生観をもった患者各人の要求も考慮しつつ、専門的医学知識をもった医療従事者が最も適切な治療法の選択を示唆することが重要です。そして最も適切な治療法の選択に当たっては、各種治療法の相対的な位置づけが吟味され、各科の専門的医療技術の正当な行使が行なわれなければなりません。

したがって医師側の問題としては、ＱＯＴの確立こそが問題なのです。ベストでないがん治療をして、ＱＯＬを論じてもそれは免罪符にはなりません。初診した病院によってＱＯＴと治癒後のＱＯＬに大きな違いがあれば、「医者選びも寿命のうち」であり、「ＱＯＬも医者次第」ということになり、良医・名医などに関するマスコミ情報の氾濫が生じることになります。もっとも、この肩書重視の「名医」のマスコミ情報も正しいものばかりではないことにも注意が必要です。

第3章

放射線治療を知っていますか

第1章では、がんの基礎知識を紹介し、第2章では、近藤医師の主張を批判的に検討しながら、現在のがん治療や医療に対して患者さんや家族のいだく不安や不信の背景についてお話ししてきました。第3章では、私の専門の放射線治療について紹介したいと思います。第1章、第2章と説明が重なるところもありますが、復習するつもりで読んでいただければと思います。

1 医療費と医療体制の国際比較

仏教を開いたお釈迦様の時代、インド北部の平均寿命はわずか一九歳でしたから、この世は苦であり、生まれ変わってまた生きるという輪廻転生の考え方が出てくるわけです。また同じ頃に孔子は儒教を唱えましたが、当時の中国の平均寿命は約三〇歳でした。日本人は儒教的な感性で、この世は楽しいものであり、一日でも長く生きたいと思っています。生物としては当然なのかもしれませんが、人生八〇年の時代の死生観があってもよいと思います。動物は歯がダメになったときが死ぬときですが、人間は経管栄養でも生きられる時代となりました。

二〇一二年の日本人の平均寿命は女性が八六・四一歳、男性が七九・九四歳で、女性は世界一、男性も世界五位の長寿国です。がんは死因の三分の一を占め、他の三分の一は心臓の病気と脳血管障害です。どちらの疾患にもタバコが大きく関係していますが、実は日本は世界一タバコを吸っている国で、売り上げ本数では世界第一位です。ですから、もしタバコをやめたら一兆三〇〇〇億円の医療費が節約され、九万人のがん患者が減ると推定されています。心疾患や脳血管障害は基本的には血管系の病気ですが、今後、再生医療で血管の再生が可能になれば、いよいよがんだけが主な死因となるかも知れません。

これらの病気は生活習慣病と呼ばれていますが、一九九六年まで成人病と言っていました。成人病と生活習慣病は何が違うか。成人病という名称だと、年をとったらみんなこういう病気になるということになり、それは仕方がないことで国や社会全体で面倒を見なくてはいけないとなります。しかし、生活習慣病と改名することにより、生活習慣病になったのはあなたの生活習慣が悪かったからとなります。だから責任はあなた自身でとってください、医療費はあなたが払ってくださいとなるわけです。自分のことは自分で面倒を見てくださいという、自己責任の時代に変わっているのです。

日本の二〇一二年の医療費は大体三八兆円ですが、ちなみにバブルの頃はパチンコ産業は三一兆円ぐらい売り上げていて、当時は医療費以上でした。また、葬儀関連業は一五兆円稼いでいます。ちなみに二〇一三年の三月の『ＴＩＭＥ』誌によると、アメリカの医療費は二・八兆ドル（約二八〇兆円）ですから、日本の約七倍以上です。しかし今後は、高齢者が増えると日本の医療費はどんどん上がっていきます。六五歳以上が三〇〇〇万人になり、人口の四分の一はもう六五歳という時代になっています。がんは基本的には加齢にともなう疾患ですから、高齢者が増えると当然がんに罹患する人が増えます。日医総研の試算では二〇一七年には公的総医療・介護費は五一兆円となると予測されています。

こういう時代では、医療費を抑制することが必要となりますが、医療の質をどう確保するかが大きな問題となります。二〇一三年の日本の国家予算は補正予算も合わせると一〇三兆円の歳出です。収入に当たる税収は四三兆円しかないため、一〇三兆円の支出の半分以上を国債という借金で補っています。また天下り役人を優遇するような多くの特殊法人などに補助金として使われています。特別会計は各省庁が管理しているため、既得権益の温床となりやすく、予算執行も不明瞭になっています。一八の特別会計があり、総額は三九七兆円で、一般会計の四倍の規模です。そしてこの総額には、一般会計と特別会計、特別会計間のお金の受け渡しがあり、重複して計算されているため、一目では国家予算がだれにもわからないような仕組みになっています。一般会計と特別会計の重複をはぶいても二三三兆円です。このような仕組みも見直さなければ、国民ももっと医療費負担を覚悟しなければならない時代となります。

医療費の内訳では、一番お金を使っているのは循環器系の病気です。循環器系の病気では死ぬまで薬を飲む生活となるからです。がんの医療費は約一割強です。これは約半数は五年以内に死亡することと、実際の治療費の多くは一〜二年の期間に使われるためです。ところで、がんの医療費を見てみると、放射線治療は実に稼ぎが少なく、全体の医療費のなかのたった一パーセントしか占めていません。また、がんの直接治療費では、手術が二四パーセント、化学療法（抗がん剤）が七三パーセント、放射線治療が三パーセントという割合です。いかに放射線治療が診療報酬上も軽視されているかがわかります。根治治療としてはまだ効果が少ない抗がん剤が、がんの直接治療費の七三パーセントを占めているのです。これは別に抗がん剤だけの問題だけではなく、日本の医療が薬剤を中心として医療費が使われていることと関係しています。ちなみに現在の世界人口は約七〇億人ですが、一・二七億人（一・八パーセント）の日本人が世界の抗がん剤市場の二〇パーセント以上の抗がん剤を使っています。日本人は今一人当たり三〇万円ぐらいの医療費を使っていますが、アフリカの国で一人当たりに与えられる医療費はたった平均三ドルで、国によっても大きな格差があります。

もう少し日本の医療体制の国際比較をお話しします。人口一〇〇〇人当たりの病床数は日本では一三ですが、アメリカは三・六です。それから一〇〇床当たりの医師数は日本は一三人ですが、アメリカは七六・八人です。看護師さんも二二八人対四三人です。この比較からわかることは、日本の医療スタッフ数が充分ではないことで、それも最近の医療ミスや医療過誤の原因の一つとなっていると思います。イギリスは先進国のなかで日本の次に医療費の抑制をしている国ですが、医療スタッフ数は日本の三倍です。これでも二〇〇〇年にブレア首相は「イギリスは医療費をケチり過ぎた。ドイツやフランス並みに医療にお金をかける」と言い、毎年六パーセントぐらい医療費を上げていました。

日本はすごいスピードで超高齢化社会に向かっており、予測がん罹患者数は、二〇一五年には八九万になり、死因の五〇パーセントをがんが占めると予測されています。このような時代を迎えるにもかかわらず、あいかわらずの医療費を抑えるだけの施政では多くの問題が生じることになるでしょう。

2　最近のがんの診断と治療法の進歩

がんの診断と治療法は大きく進歩してきています。ＣＴ（コンピューター断層撮影）では数秒間息を止めるだけで、三〇センチほどの範囲の断面画像を一ミリ間隔で得ることができるようになりました。コンピューター処理の高速化がもたらした進歩ですが、数秒間で数百枚の画像を撮影することによって五ミリ程度の小さながん病巣も診断可能となっています。また、ＭＲＩ（核磁気共鳴画像）では、二ミリ程度の小さな脳転移を発見でき、骨シンチグラフィーでも検出できない小さな骨転移病巣も診断可能となりました。そして高解像度のモニターで画像を見て診断医は報告書を書いています。しかし、放射線診断医も日本は少なく、ＭＲＩ設置施設の四分の一にしか放射線診断の常勤専門医はいません。また無駄なエックス線検査も行なわれ、患者さんの被ばく線量の増加の原因にもなっています。

また、全身のがん検診に有効なＰＥＴ検査も普及してきました。ＰＥＴはポジトロン陽電子の放出を画像化するものです。がんは細胞分裂が盛んですから、代謝が盛んでブドウ糖をたくさん消費します。ブドウ糖にポジトロンを出す放射性物質をラベルして注射すると、ブドウ糖代謝が盛んながんの病巣にこの放射性物質の薬剤が取り込まれ、そこから陽電子が出て、それを検出器で検出して画像を作ります。ただし、ＰＥＴで使う放射性物質は半減期が一一〇分と非常に短かいので、札幌の病院でこの検査をしようと思っても、東京から薬剤を取り寄せている時間はありません。そのためにベビーサイクロトロンという加速器によって現地で放射性物質をつくるわけです。ただこの加速器は、稼働することで放射化されますので、老朽化して廃棄ないしは更新するときに、汚染された四〇トンの鉄クズをどうするかという問題が生じますが、そのメドは立っていません。

アメリカでは公的ながん検診は一切やっていませんので、簡単に全身のがん検診を行なうにはPETが重宝され、「PET first」という言葉までできているくらいです。しかし日本では各自治体でがん検診が行なわれており、粘膜がんのレベルでいろいろながんを見つけています。このような小さな粘膜がんは塊となっていないので、解像度があまり良くないPETでは検出できませんので、PETの位置づけもアメリカとは少し異なるかも知れません。

治療法の進歩としては、外科領域では低侵襲の手術法が開発され、臓器や機能の温存に心がけた術式が工夫されています。たとえば、食道がんでは早期のものは内視鏡を用いた粘膜切除術が行なわれ、大腸がんでも内視鏡を用いた切除が普及しています。また、開胸や開腹しないで、鏡視下での手術も行なわれています。鏡視下手術は一九九〇年代前半から気胸や胆石症などにおいて開始されましたが、最近では早期であれば肺がん、胃がん、大腸がん、婦人科がん、前立腺がんなど多くの悪性腫瘍でも実施されるようになりました。ダビンチという手術用ロボットも開発されています。

抗がん剤は基本的には毒をもって毒を制する治療ですが、分子標的治療薬が開発されて、がん細胞を増殖させる因子だけに選択的に作用させることによって副作用を少なくして、効果をあげる薬剤が開発されています。現在は、乳がん、白血病、悪性リンパ腫、非小細胞肺がんなどのがんに分子標的治療薬が使われています。ただ抗がん剤とは、腫瘍が半分に縮小すれば「有効」とされ、二〇パーセントの奏効率で抗がん剤として認可される薬ですから、患者さん全員に効果が期待できるというものではありません。

放射線治療の領域では、詳細は後に述べますが、コンピューター技術の進歩により、がん病巣にピンポイントに照射する技術が大きな進歩を遂げています。

3 放射線の基礎知識

放射線治療の紹介をする前に、まず放射線について少し知っていただきたいと思います。放射線は電磁波の一つですが、電磁波は波長の違いによって色々な特性をもちます。ラジオで使っている波長から、携帯電話の波長までいろいろありますが、医療用放射線は非常に波長の短いところを使っています。電磁波は見えませんが、人間の目で見える電磁波の波長があります。これは赤外線と紫外線の間の波長で、雨が降った後の虹です。これが可視光線としての波長です。

ところで、日常的な放射線被ばくというと医療用放射線からの被ばくを考えますが、実は人類は生きているかぎり自然放射線を浴びています。空気中のラドンや、大地や宇宙からの放射線です。ですから高いところを飛ぶと宇宙からの放射線の量が増え、たとえば東京―ニューヨークを一往復すると〇・一九ミリシーベルト（mSv）の量を被ばくします。しかしこれは避けようがありませんし、永い人類の歴史のなかで、こうした自然放射線には順応してきました。メキシコの高地に住んでいる人は年間一〇ミリシーベルトの自然放射線を浴びているようですが、世界平均では年間二・四ミリシーベルトとされています。また、日本人は二・一ミリシーベルト程度の自然放射線を浴びているといわれています。

さて医療による被ばくの問題ですが、日本は世界一医療被ばくが多い国で、年間一人当たり約三ミリシーベルト以上と思われます。したがって、自然放射線と合わせて、一人当たり約五ミリシーベルト前後の放射線を浴びていることとなります。

ちょっと話がそれますが、私は劣化ウラン弾を使って地球を汚染しているどこかの国のほうが大きな問題だと思います。イラクで放置された劣化ウラン弾で破壊された戦車に計測器を当てると自然放射線のバックグラウンドと比べて一〇〇〇倍ぐらいの放射線が計測されます。

地球ができたのは四六億年前ですが、ウランの半減期は四五億年ですから、ウラン弾の使用は半永久的な人類や環境に対する犯罪といえます。それに対して日本政府は何も言わないし、国際放射線防護委員会のような学者の団体も何ら声明も出さない。情けなく馬鹿げた話です。

4 放射線感受性と副作用

では、放射線は人体へどのような影響を及ぼすのでしょうか。人体の臓器には、放射線によって影響を受けやすい臓器と受けにくい臓器があります。これを放射線感受性と言っていますが、副作用ではこうした放射線感受性が問題となります。

細胞や臓器の放射線感受性については「ベルゴニー・トリボンドの法則」というものがあります。この法則は放射性生物学の最も基本になっている法則です。その一つは、細胞分裂が盛んなものほど、放射線に感受性が高いということです。それから、未分化な細胞や細胞再成系の臓器ほど感受性が高いということです。この原則を臓器に当てはめて考えてみると、骨髄、精巣、腸管、皮膚、目の水晶体などが分裂の盛んな細胞再生系の臓器です。ただ重要な点は、厳密ではありませんが、放射線の影響が出るのは、ある一定以上の量の放射線を浴びた場合、全員に発生する確定的（非確率的）な障害と、ある確率で発生する確率的な障害とに、理解しやすいように便宜的に分けているということです。確定的な障害が発生するにはしきい値（閾値）があるとされ、一定の高線量を被ばくした場合は、全員に生じるものです。しかし、一般にこのような症状を呈するほどの大量の被ばくを全身に受けることは原発事故でもなければありません。

骨髄が閾値以上の放射線を被ばくすると、骨髄機能が低下します。骨髄の中では幹細胞からどんどん新しい血液の成分となる赤血球や白血球や血小板がつくられています。これらの血球成分は三～四カ月の寿命ですが、骨髄から新しい血球成分が供給されて、バランスを取っています。しかし、閾値以上の被ばくをするとこのバランスが崩れてしまうのです。

また、腸管、特に小腸の上皮は二～三日で入れ替ります。皮膚も表皮は入れ替わっています。水晶体も眼の透明性を保つためにどんどん新しい細胞に替わっています。そうでなければ、流れの無い川がよどんで汚くなるのと同様に水晶体も混濁して白内障になってしまうからです。精巣では精子が盛んにつくられています。卵巣は未熟な卵子が貯蔵されている臓器ですから、未熟な細胞ほど放射線の影響を受けやすいという原則に当てはまります。したがって放射線をたくさん浴びると、男性も女性も生殖能力が損なわれるわけです。

一九九九年に起こった東海村ＪＣＯの原子力事故で被ばくした作業員の経過を考えれば理解しやすいと思います。まず障害を受けるのは腸管で、下痢・嘔気・嘔吐などの消化器症状が出ます。腸管からの吸収が妨げられて、体液や電解質バランスが崩れて生命を脅かすことになります。だから被ばくしたらまず補液をするということになります。腸がなんとか回復しても、今度は骨髄への影響が現われ、三〜四週後に血球成分が減少します。このため、貧血や白血球減少による免疫力低下や出血傾向を生じ、重篤な場合は死に至ります。これらの放射線の影響は急性期のものです。

しかし、閾値以下でも身体は多かれ少なかれ影響を受け、命取りとならなくても長い経過のなかで臓器の機能低下や軽度の異常が生じます。放射線は血管内皮細胞に作用して、血流障害などを引き起こす要因となり、循環器系の疾患やその他の種々の慢性疾患も生じる可能性があります。日本の放射線関係の教科書では閾値以上の被ばくだけが問題とされていますが、実は閾値以下でも生体には影響があると考えられます。お酒を例にとると、大量の飲酒による急性アルコール中毒死を腸管死や骨髄死にたとえているようなものです。しかし実際には回復するとはいえ、少量でも個人差はあっても酔います。連日の少量飲酒を続ければ肝臓などの臓器の障害に繋がります。閾値以下の放射線被ばくもこのように考えてください。

そのほかのもう一つ放射線の影響としては、低線量でも数年後に発生する晩発性の影響があり、ある確率で発がんや染色体異常等をきたすことです。これが確率的な影響といわれるものです。

今までの話は、全身に被ばくした場合の話です。放射線治療ではがん病巣とその周囲にしか照射しませんので、影響の程度は大きく異なります。基本的には放射線をかけた部位や臓器にしか放射線の影響は出ないのです。肺がん治療で肺に放射線を照射した患者さんが、頭の毛が抜けるということは絶対にありません。

がんは細胞分裂が盛んになっている細胞集団ですから、放射線感受性が高いので、正常細胞よりも先に影響を受けるため放射線治療が成り立つわけです。

治療方法としては、がん細胞を死滅させられるだけの大量の線量を限局した病巣局所に照射します。そのため強い放射線治療をすると、照射された部位に応じて症状が出ます。腹部や骨盤に照射すると下痢をしたりするのはこのためで、照射中の急性期の副作用が出るのです。しかし、実際には一般にこのような副作用を出すような照射は行なわれることはないのでご安心ください。

いろいろな臓器からいろいろなタイプのがんが発生しますが、一般的には発生したがんの感受性は発生した臓器の感受性とほぼ相関しています。骨髄から発生する悪性リンパ腫などの血液のがんは放射線が効きやすいですし、精巣から発生した睾丸腫瘍なども放射線治療がよく効きます。ところが細胞分裂をほとんどしなくなった成人の脳や筋肉や骨の細胞から発生した脳腫瘍や肉腫などは放射線が効きにくいという関係になります。

ところが、がんの七割以上を占めるのは、扁平上皮がんと腺がんというタイプのがんです。皮膚がんとか、食道がん、肺がんの三分の一、子宮頸がんというのは扁平上皮がんで、耳鼻科領域のがんもほとんど扁平上皮がんです。腺がんというのは胃がん、乳がん、肺がんの三分の一、膵がん、腎臓がん、前立腺がんといったタイプのがんです。これらの扁平上皮がんや腺がんを治すためには、六〇〜八〇グレイ（Gy）の線量が必要ですが、正常組織が放射線でダメージを受けるのも同じような線量なのです。そこに放射線治療の難しさがあり、副作用を起こさないでがんの治療をする工夫が必要となるわけです。**〔図表9〕**に放射線治療で制御するために必要ながん腫別の線量を示し

〔図表9〕腫瘍別の致死線量

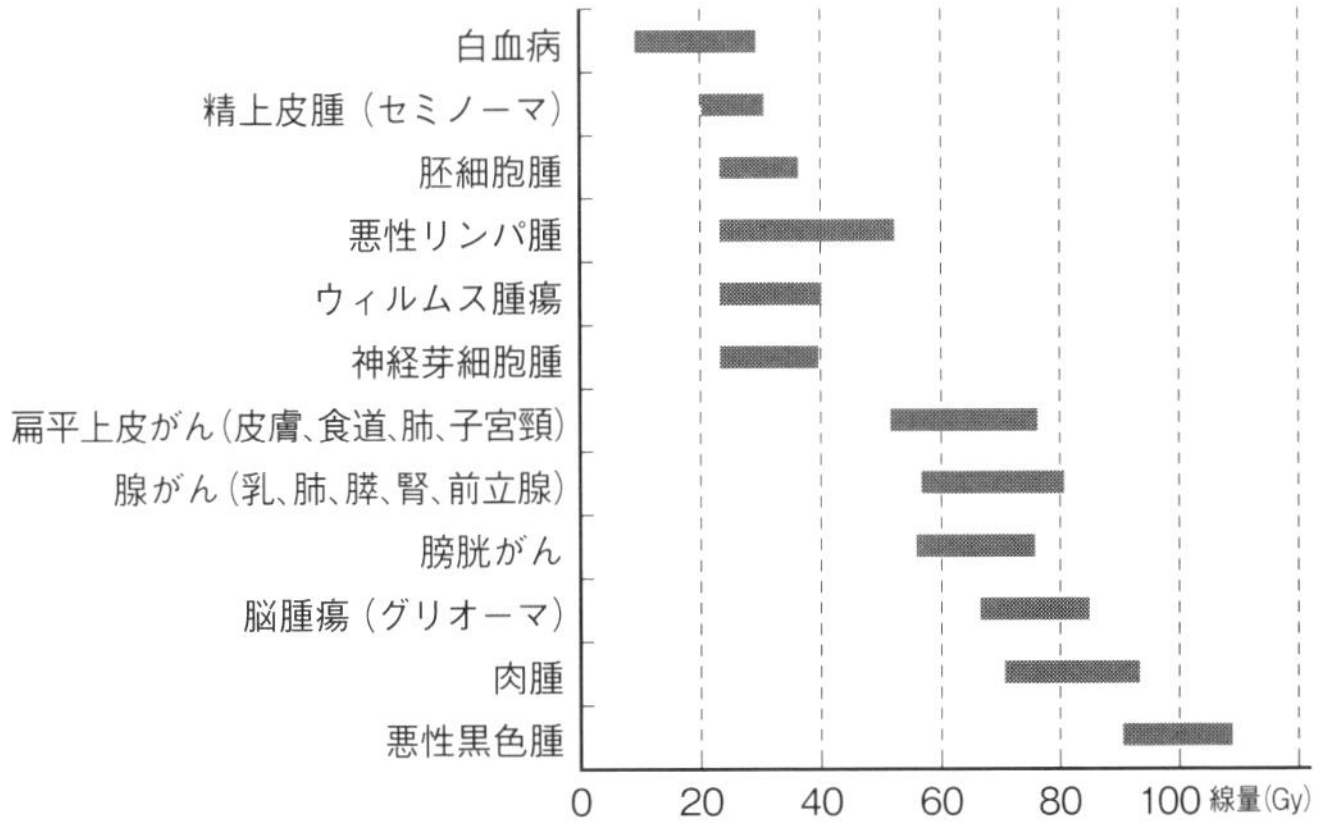
白血病
精上皮腫（セミノーマ）
胚細胞腫
悪性リンパ腫
ウィルムス腫瘍
神経芽細胞腫
扁平上皮がん（皮膚、食道、肺、子宮頸）
腺がん（乳、肺、膵、腎、前立腺）
膀胱がん
脳腫瘍（グリオーマ）
肉腫
悪性黒色腫
0
20
40
60
80
100
線量（Gy）

注：超高圧X線で1日2Gy、週5回照射による90％致死線量

ます。

放射線の副作用に関しては、障害とか後遺症とかといろいろな言葉がありますが、最近では、抗がん剤の副作用と同じ言葉で表現され、有害反応とか有害事象という言葉が使われています。しかし言葉はどうであれ、肝心なことは、放射線の副作用は時期により大きく分けて二つあるということです。一つは急性期の有害反応で、これは照射しているときや照射終了前後の反応です。簡単に言えば放射線による炎症反応です。皮膚を例にとれば、線量が増加すれば、発赤し、さらに日焼けのように黒ずんできて乾性皮膚炎となります。さらに線量が多い場合は、皮がむけてびらん状になり湿性皮膚炎となります。しかし、この急性期の副作用は時間がたてば確実に治ります。ですから、患者さんはつらいのですが、ベロベロに焼けても、場合によっては強行してがんを治してしまったほうがいいわけです。

もう一つは、数カ月から数年して発生する晩発性の有害事象です。外科治療後の傷の周辺は線維化し、強い場合は瘢痕化して引きつってしまいます。それと同じように放射線も照射した部位に同じような組織変化が起こります。ただ、外科治療だったらメス一本の線の周囲だけですが、放射線治療というのはある範囲の体積に放射線がかけられますから、もっと広い範囲や深さで線維化し、強ければ瘢痕化します。そして正常組織の耐容線量以上に照射すれば、瘢痕化した組織の血管が狭窄したり、閉塞するために血流障害を生じます。そのため血流の悪い部位に潰瘍が起こったりするということになります。これが晩期の障害です。

ですから、晩期の有害事象は照射してから一～三年後以降に起こる反応で、この組織変化は改善しません。このように放射線の副作用には治る急性期の反応と、治らない晩期の有害事象がありますが、放射線治療では晩期の副作用を起さないでがんを治すことが課題となります。

さて、晩期の副作用について、子宮頸がんの治療を考えてください。子宮頸がんのⅢ期は骨盤壁にまでがんが浸潤している状態ですので、標準治療として手術はできません。手術しても完全に取りきれないから、手術の治療成績として五年生存率は極めて低いものとなります。一方、放射線治療では約六〇パーセントの患者さんは治ります。しかし、放射線治療では、五～一〇パーセント前後の直腸障害が発生します。治療後一～三年後に子宮頸部の後ろにある直腸粘膜がただれ、潰瘍ができ、血便が出ることがあります。多くは一過性で半年から一年程度で改善しますが、重篤な場合は二パーセント前後の人に人工肛門の造設が必要になります。このため放射線障害は大変だと感じられる人もいらっしゃると思いますが、ここでも冷静に考えてください。五〇パーセント以上の患者さんのがんは治るのです。そして障害は、長生きしているから生じるのです。

もしがんが治らなければ、子宮頸がんが周囲の組織に浸潤し、いろいろな症状を起こします。前方にある膀胱に浸潤して血尿などのトラブルが起きます。また後方の直腸にがんが浸潤して排便のトラブルや血便が起こります。そのために、がんが治らなくても、コロッと死ぬわけではないので、死ぬまでの半年、一年、二年という期間、人工肛門や尿路変更の手術を必要とするのです。

ところが現実は、治った患者さんのうち五〇人に一人でも人工肛門をつくれば、放射線治療が悪者にされてしまうのです。冷静に考えると、それ以外の人はそういうことなしに治っているわけですから、放射線の副作用に対する誤解というものがやはりあると思います。

一〇〇パーセント安全で得をする治療法などはありません。がんを治すという利得と、数パーセントの放射線治療による有害事象という損失を天秤にかけて、許容できる常識的な範囲で放射線治療が行なわれているということです。

手術で死亡した場合は、外科の先生は次の日からその患者さんの顔を見ないですみます。しかし、放射線治療医は、人工肛門の周りがただれるから軟膏くださいといって通院してくる患者さんを頻回に診察しなければなりません。一人の障害をもった患者さんが現れてもインパクトは強いのです。

5 放射線治療の進歩と標準的治療

放射線治療の照射線量は、腫瘍の制御確率と、晩期障害の発生確率を天秤にかけて、最も合理的と考えられるバランスで決められます。そこでこの腫瘍制御率を高め、障害発生率を低くするために、放射線治療では、腫瘍周囲の無駄なところにかけず、腫瘍にはたくさん照射するというのが原則です。

ＮＡＳＡの宇宙開発で急速に進歩したコンピューターテクノロジーは二〇～三〇年のタイムラグを経て医学分野にも大きなイノベーションをもたらしました。その恩恵を最も享受しているのは放射線科の診療でしょう。しかし、日本は科学や医学の進歩を効率的・合理的に社会に還元する哲学と政策が欠如しているために、がん患者にとっては不幸なことに放射線治療体制は先進国のなかで最も遅れた状態となっています。

リニアックを中心とした外部照射技術は、がん病巣周囲の正常組織を避けて、腫瘍にだけ限局して集中的に照射することが可能となっています。多方向から病変に絞り込んで照射するいわゆるピンポイント照射です。最近のコンピューター技術と治療機器の進歩によって、高精度で腫瘍にだけ照射する技術が普及し、二〇年前とは様変わりしています。

小さな肺がんも多方向から定位的、集中的に肺病巣に放射線を照射することによって、治癒率は向上し、正常組織に問題となるような晩期障害もつくらないで治療できるようになりました。定位放射線治療技術は脳疾患や小さな肺がん、肝がんには保険診療として行なわれています。

さらにコンピューターで計算をして、放射線を色々な方向から、線量強度を変えて障害の発生を極力抑えながら、最終的にがんの形に即した範囲にだけ絞り込んで照射する強度変調照射法（ＩＭＲＴ：Intensity Modulated Radiation Therapy）という方法も開発されています。強度変調放射線治療は、コンピューターの最適化技術を利用した逆方向治療計画（Inverse planning）で、不均一な強度の放射線束を組み合わせ、標的に最適に照射する三次元原体照射法です。この照射技術も二〇〇七年までは先進医療扱いでしたが、二〇〇八年四月の診療報酬改定で保険診療として認められました。また、腫瘍の位置を追跡・確認して照射する画像誘導放射線治療も行なわれています。人工頭脳を使った巡航ミサイルの追尾システムの技術と産業用ロボットアームを合体して、動きのある腫瘍を追尾して照射するサイバーナイフという治療機器もできています。

一〇〇年以上前から行なわれていた低い放射能の小線源を使った低線量率小線源治療は、放射線治療のなかで最も治療効果の高い照射方法ですが、医療従事者が被ばくするという難点や診療報酬の低さのために多くの施設は廃止しました。代わって術者の被ばくがない遠隔操作式の高線量率小線源治療装置（ＲＡＬＳ：remote after-loading system）が普及しています。子宮頸がんの放射線治療は外部照射と小線源による腔内照射を組み合わせて行なうことが標準治療であるため、ＲＡＬＳなしには標準的な治療はできず、必須の治療装置となっています。この治療に用いる装置にはイリジウム線源（Ir－192）とコバルト線源（Co－60）が使われていますが、その線源の外径は一・一ミリと非常に細く小さいため体内のいろいろな部位の治療に用いることができます。しかし、このＲＡＬＳ装置は、後で紹介する「がん診療連携拠点病院」の四割の施設でしか保有していません。

二〇〇二年末にはヨウ素（Ｉ－125）粒子状線源の使用も可能となり前立腺がんの永久組織内照射もできるようになりました。増加している前立腺癌の治療において、低悪性度の場合はＩ－125線源の組織内照射がよい適応となり、保険診療として認められた標準治療の一つとなっています。

しかし、現実には高精度の外部照射技術と小線源治療が可能な施設は決して多くはありません。一方では研究的段階の粒子線治療が各地に設置されようとしています。確かに、線量集中性のよい粒子線治療は放射線治療のアドバルーン的な目玉となる新たな技術ですが、粒子線治療の適応対象となるのはごく限られています。

また機器のＱＡ（Quality assurance）やＱＣ（Quality Control）に必要な医学物理士の育成も遅れています。費用対効果（cost-performance）の点でも、大いに問題があります。見識のある放射線治療とは、このような数十億円もする装置を、人的資源の確保もなく設置することではありません。粒子線治療はスタッフのそろった数施設でしっかりとした臨床データを蓄積し、有効であることが医学的に証明された時点で普及させるのが利口です。粒子線治療装置が不良債権にならないよう、責任ある体制が必要です。がんの治療では、放射線治療単独で治癒が望める症例（または、ケース）は決して多くはありません。他の診療科の力を借りたり、多くのコ・メディカルスタッフが関わって成立しているチーム医療であることを自覚すべきです。

現状では、最も重要で多くのがん患者さんに必要なのは、現在確立しているリニアック装置の高精度な使用を心がけることであり、それは費用便益（cost-benefit）の観点からも合理的です。

具体的な治療においては、手術や抗がん剤治療をする関連各科の治療法の進歩も充分に熟知して、放射線治療の位置づけを考えて使う視点が必要です。

また、放射線治療の進歩は、より局所制御率を向上させる可能性を秘めていますが、全身化したリンパ節転移や骨転移や脳転移例も対象としているため、例外的な症例を除けば、長期の遠隔成績の向上には寄与しない現実も冷静に受けとめる必要があります。

今後、第三者による病院の機能評価や、科学的根拠に基づく医療技術の評価が行なわれ、超高齢社会を迎えた現在、患者さんに優しく、他の治療法と比較すれば治療費の安価な放射線治療はより普及することが予想されます。放射線治療医にもがんのナチュラルヒストリーを熟知して、社会的経済効率を考慮した姿勢が求められていると思います。

6 部位ごとのがんの放射線治療について

がんの手術のなかで一番危険な手術の一つは食道がんです。開胸開腹手術により胃を吊り上げて、食道を再建します。交通事故を起こして二四時間以内に死亡した場合が交通事故死と定義されていますが、同様に手術後三〇日以内に死亡した場合を手術死亡と定義されています。ですから、手術後に一度も目をあけないで、二カ月後に死んだ場合は治療関連死ですが、手術死亡の数にはカウントされません。食道がんの手術による死亡率は、一番上手な人で一〜二パーセントですが、技術の未熟な外科医では五パーセント程度と高いリスクの手術です。食道がんの治療としては、日本では手術が最優先されてきました。しかし、最近の抗がん剤を併用した放射線治療では、さほど進行していない場合は手術成績と遜色なく治癒を得ることができるようになっています。放射線治療では臓器を取ることがありませんから、後遺症も少なく、早期に社会復帰もできます。

進行した中咽頭がんや下咽頭がんも放射線で治すか、手術で治すかによりＱＯＬの面で大きな違いがあります。進行した中咽頭がんの手術では、再建手術も必要となるため、数時間以上をかけた大手術になります。この疾患の手術施行率に関する厚生労働省のある研究班の発表では、八割手術している施設もあれば、放射線治療で八割治療している施設もありましたが、生存率はほぼ同等でした。この違いは施設内の頭頸部外科医と放射線治療医の力関係や考え方が反映しているためです。このように、放射線治療でも手術と遜色ない生存率を得て治る疾患も多いのですが、各施設の事情により大きな差があります。

欧米では、キュリー夫人が一八九八年にラジウムを発見してまもなく、放射線を出すラジウムなどの放射性物質によるがん治療が始められました。セシウム137などの放射性物質を密封して管や針状の形状にした線源を使った治療が低線量率小線源治療です。この線源を腫瘍内に刺入して照射するのが組織内照射という方法です。舌にできた二センチくらいのがんなら、局所麻酔で六～七本の針線源を腫瘍部に刺す治療できれいに治ります。治癒率は九〇パーセント以上で、すぐに社会復帰できます。しかし、この治療法も、診療点数が低く、採算がとれないため、絶滅しつつあります。

子宮頸がんでは、子宮腔と膣に線源を入れて腔内照射を行ないます。一九二〇年代に欧米では子宮頸がんの腔内照射により、手術成績と遜色ない同等の成績が出たことから、伝統的に子宮頸がんの治療はむしろ放射線治療が標準的になっています。しかし、日本では手術が主体となっており、Ⅲ期は進行しすぎていて手術適応にはなりませんので、放射線治療科に回ってきますが、Ⅰ期・Ⅱ期の患者さんの多くは手術されています。

日本ではがんと診断されると、放射線治療に関する情報はあまり説明されずに、手術できる患者さんの多くは外科治療が選択されていました。そして外科の医師も、放射線治療を熟知しているわけではありませんので、小線源治療で治るような八〇歳の患者さんでも手術されるというのが現状です。しかし、これは同じ施設内に頼りになる放射線治療医がいなかったり、高精度の治療機器の設備がなかったりするという放射線治療体制の問題も関係しています。

乳がんに関しては、早期のものでは乳房切断術に変わって、乳房温存療法が行なわれるようになりましたが、この治療では腫瘍の摘出後に残存乳房に対して放射線照射がほぼ必須な補助療法として行なわれます。

前立腺がんは、腫瘍マーカであるPSA(前立腺特異抗原)の測定により早期の発見が増加しています。今までは手術とホルモン療法が主体でしたが、放射線治療でも手術と同等の成績が得られ、また性機能の温存率が高いことから、放射線治療も選択肢の一つとして認知されてきました。性機能の温存率は照射治療では七〇〜八〇パーセント、全摘出術では二〇〜三〇パーセントとされています。放射線治療の方法としては、後方の直腸前壁の線量を極力抑えて強度変調放射線治療で前立腺に限局して照射します。また高悪性度でないものでは、経直腸的超音波装置をガイドとしてヨウ素（I－125）粒子線源を会陰部より前立腺に永久刺入する組織内照射法も行なわれています。

7　放射線はがんの緩和医療にも有効です

厚生労働省もがん対策の一つとして緩和医療に力を入れるように言っています。そのため、がん専門医は緩和医療の研修を受けなければならなくなりました。その事業は日本緩和医療学会に委託されていますが、この学会はメンタルケアを専門とする精神科の先生やペインクリニックに関わる麻酔科の先生が多いので、研修でやっていることはメンタルケアとオピオイドローテーション（鎮痛剤の種類を変更すること）の知識習得が中心です。

今では精神腫瘍学という分野が出てきましたが、がん治療の知識が不十分な精神科や手術麻酔を中心とした麻酔科の先生が緩和医療にかかわっていると、三カ月で亡くなる人と年単位で生存が期待できる人を区別しないで治療することもあり、支障をきたします。痛みに対する治療で麻薬系鎮痛剤を投与すれば、眠気、吐気、便秘、食欲不振、全身倦怠感などの副作用も出ます。死ぬ間際でしたら、それでもいいかもしれませんが、まだ普通の生活ができ、年単位で生存が期待できる患者さんにまで、そんな麻薬漬けのような医療をしてはいけないのです。

そのため、緩和医療には、鎮痛剤も上手に使えて、メンタルケアも上手で、がん治療も熟知した医師が関わることが最適です。放射線治療は、緩和治療においても、上手に使えばたいへん有効な治療法なので、現実の放射線治療患者の多くは緩和的な治療法の一つとして使っています。緩和的照射とは、治すことはできないけれども、延命や臨床症状を軽減する目的で照射することです。緩和的照射で最も多いのは骨転移の治療です。転移した骨の痛みに対して、照射すれば九〇パーセント以上の除痛効果が得られます。

がんが骨に転移したときには主に骨の成分が減少し溶骨性の変化が現われ、骨折しやすくなりますが、照射により新たな骨が形成され（化骨化）、大理石のように固くなって骨折しにくくなりますので、骨折の予防にも有効です。鎮痛剤は痛みに対して有効ですが、放射線治療なら単に痛みをとるだけではなく、がんの進行を抑えることもできます。

また、転移により骨が破壊されて周囲の神経を圧迫したり、神経に浸潤して種々の神経症状を呈することがありますが、このような場合も照射により神経症状を改善することが期待できます。具体的な例としては、骨に転移して椎体が潰れて脊髄を圧迫して足がしびれるとか、麻痺してしまったような場合、緊急的に放射線をかければそういう神経症状の悪化は防ぐことができます。

またストロンチウム89（Sr－89、商品名：メタストロン注）という放射性医薬品があります。原発事故で話題になったストロンチウム90は半減期が二九年と長いのですが、ストロンチウム89は半減期が五〇・五日で、カルシウムと同じ代謝なので代謝の盛んな骨転移の病巣に取り込まれます。

ストロンチウム89を投与すれば、転移した骨の中でベータ線を出して痛みを止めてくれます。多発性の骨転移でも注射一本で八割程度は痛みが楽になるのです。こういう治療方法があるのですが、日本ではあまり使われていません〔図表10〕。ベータ線は平均で二・四ミリしか飛程がないので患者さんの体外へ影響を及ぼす心配がないので、外来で静注投与でき、入院の必要もありません。

しかし各科の先生がこうした放射性医薬品について充分な知識をもっていないのです。このストロンチウム89の注射薬は北海道がんセンターが日本一使っていますが、北海道内のがん拠点病院とか基幹病院では、あまり使われていません。

〔図表10〕ストロンチウム89の使用例数8809例の内訳

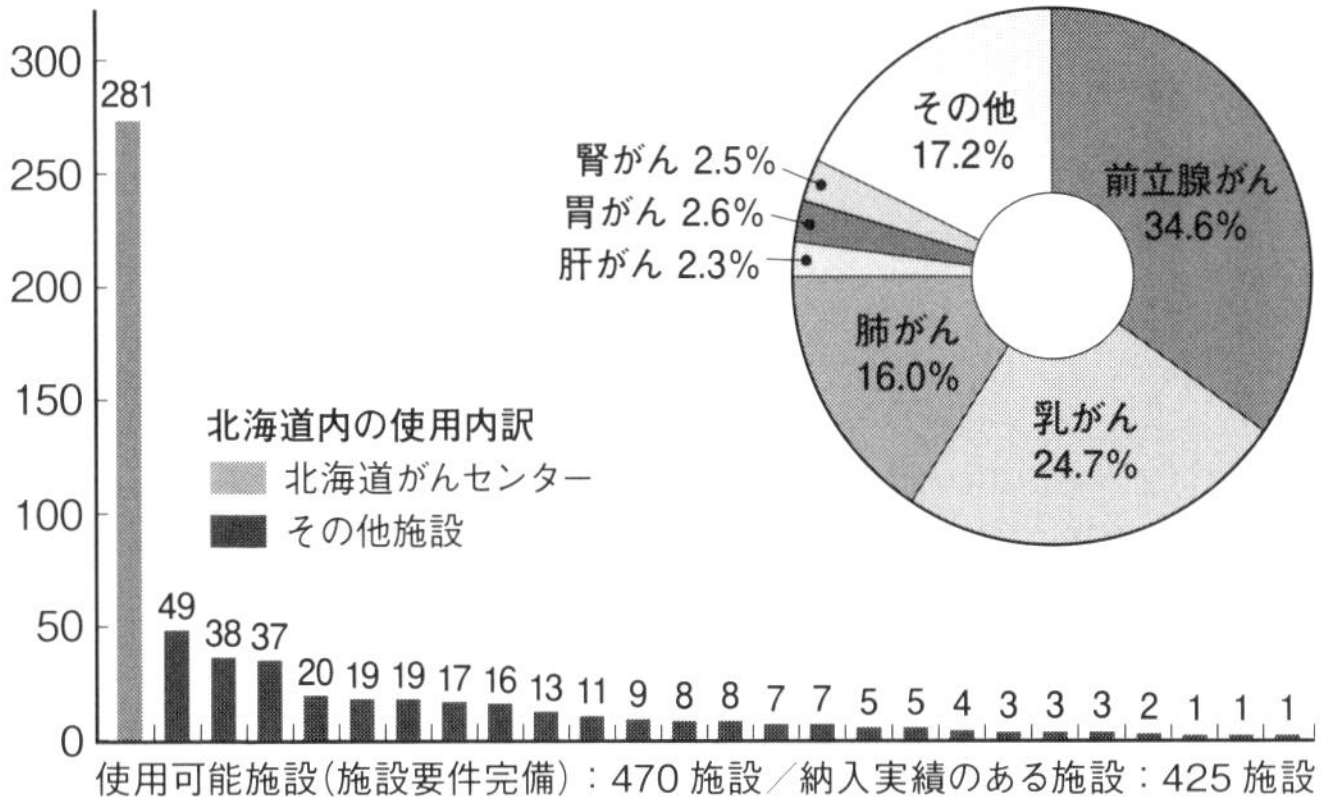

※2014年2月25日現在

　がん対策の一つとして、緩和医療に力を入れるべきだと厚労省からお達しがあっても、がん診療連携拠点病院ですら、患者さんが一番つらい痛みに対して充分な対応ができていません。なお、この放射性医薬品は、一九七四年からイギリスで使用開始され、国際的にも使用されている薬でしたが、日本で使用できるようになったのは二〇〇七年一〇月からです。多くの患者会は、まだ承認されず日本で使われていない抗がん剤に関しては「早期承認」を求めて声を上げますが、放射性医薬品に関してはまったく動きがありませんでした。

　その他に脳転移やいろいろな部位のリンパ節転移に対しても、放射線治療は第一選択の治療法として使われています。再発や転移した場合は、根治性が期待できない場合が多いため、救済手術の適応となる患者さんは非常に少なくなります。こうした症例で、がん病巣がいろいろな症状を呈し、患者さんを苦しめている場合、症状緩和の方法として最も有効な治療は放射線治療なのです。

また、核医学診断で使用する検査用放射線核種や治療用医薬品や小線源治療に用いる放射線線源などの一切の医療用放射線材料はすべて海外から輸入しています。

日本の原子炉は医学用には使われていません。医療用放射性物質の輸入は非常に高いものとなりますが、日本で製造すれば価格は半額以下となるでしょう。

8 これからのがん医療を考える

生きるということは、決断の連続です。今晩のおかずを何にしようか、ということにもささやかな決断が必要です。私たちはそういう選択を常にやっているのです。がん治療もまったく同じです。たとえば、肺がんが再発し余命六カ月と言われたらどうするか。三カ月入院して抗がん剤の治療をすれば八カ月まで延命するかも知れないし、放射線なら通院照射で痛みをとって自宅で六カ月過ごせるかも知れません。こうしたことを患者さんはちゃんと説明されているでしょうか。このような状況では医師の判断ではなく、患者さん自身の人生観や死生観による判断が優先されるべきです。しかし、患者が自分の命と向き合う姿勢がなければ、医師も予測存命期間まで話して今後の治療を患者さんと決めることは勇気のいることです。

しかし、これからのがん医療は、医師が患者さんの話や希望を十分に聞いて、患者さんの生き方・考え方に添った治療法の選択をしていくことが必要ではないかと考えています。

そして核家族化が進んでいますので、家族による介護もあまり期待できない環境の人もますます多くなってくると思います。また「親孝行、したくもないのに、親はいる」という親子関係の人もいます。そういう時代にがんになってもできるだけ高いQOLを維持して自活していくためにはどうすればよいでしょうか。そのためには、切らずに治す放射線治療をもっと知っていただきたいと思います。

高齢者のがんの治療では、大きな手術ができず、また合併症も問題で体力的に強い抗がん剤も使えない患者さんが増えますので、残るのは放射線治療だけということになります。

このため、放射線治療に携わる医師の養成と教育が大変おくれている現状が憂慮されるのです。医療行政や医学教育に関わる人々もまだ充分には認識していないのですが、この放射線治療医の不足は、少子化に向かう社会で小児科医が少ないことが問題となった以上に深刻なのです。医学部は開業医の子息も多いのですが、実家の病院を継ぐとなったら放射線治療医になる人は皆無ということになります。

また二〇〇四年四月から新たな臨床研修制度となりましたが、放射線科の研修は必修科目ではないため、放射線治療医の育成はより厳しい環境となっています。また放射線治療の質を高め、高精度の治療を行なうためには、院内に放射線医学物理士も必要です。放射線医学物理士は文科省の「がんプロフェッショナル養成プラン」で育成中ですが、欧米と比較して日本では少なく、問題を抱えています。

患者さん側の問題としては、がんの予防も考慮した生活に心掛けることが必要です。がんになる外的要因の三分の二はタバコと食生活とされています。それともう一つ油断してはいけないのは重複がんです。一つのがんが治ってやれやれと思ったら別のがんが出てくる人が多く見られます。とくに耳鼻科領域のがんと食道がんの患者さんにがんが重複して発生します。食事では口腔から咽頭、食道、胃の上部消化管に同じ発がんの外的要因の刺激が与えられるためです。医師も患者さんも注意しなければならないと思います。

第4章

高齢化時代のがん治療に
どう対応するのか

いま日本は高齢が進み、六五歳以上が全人口の四分の一を占め、七五歳以上も一〇パーセント以上となり、がんによる死亡も増加し、二〇一二年は約三七万人ががんで命を落としています。そして団塊の世代ががん年齢になる時期には二人に一人ががんに罹患すると予測されています。こうした時代を迎えて、国民は医学の進歩の恩恵をどこでも公平に享受できる「納得のいくがん医療システムとがん治療」を望んでいます。二一世紀初頭から「がん患者（団体）」の活動が活発化し、国民のための「がん医療」の改善に向けて動き出しました。こうした背景もあり、二〇〇六年六月に「がん対策基本法」が制定され、二〇〇七年四月から施行されました。この法律に基づいて、具体的な指針として「がん対策推進基本計画」が同年六月に閣議決定されましたが、そのがん対策の目玉の一つは「がん医療の均てん化」でした。本章では、放射線治療領域の「がん医療の均てん化」の現状を紹介し、改善するための患者・市民の活動への期待を述べたいと思います。

1 「がん対策推進基本計画」の内容と課題

「がん対策推進基本計画」の概要では、未成年者の喫煙をなくしてがんの予防に努め、がん検診の検診率を上げて早期発見をし、七五歳以下のがん死亡者を二〇パーセント減少させることを目指しています。しかし、未成人者の喫煙率〇パーセントはまったく当然ですし、煙草の税収を当てにする政府の思惑との妥協の表現となっていて、がん対策に対する行政側の真剣さが疑われます。また、がん検診の受診率を五〇パーセントに上げることが謳われていますが、現状の受診率は二五パーセント以下で、予算的な裏付けのないまま取り組んでも実効性に疑問が残ります。

重点的に取り組むべき事項としては、放射線治療や抗がん剤治療の専門医の育成、緩和医療の充実、がん登録の推進、がん相談支援や情報提供体制の構築などが謳われています。

こうしたがん医療の実現に向け、おおむね二次医療圏に一カ所を目標として、現在まで全国三九七施設が「がん診療連携拠点病院」に指定され、がん診療のレベルを〝均てん化〟することが目指されています。

しかし、指定にあたっては、放射線治療ができない施設も指定され、また放射線治療医の常勤も必須条件とはなっていません。がん治療専門医の育成は現在の縦割りの医学部教育では決して容易ではなく、多くの課題を残していますが、がん治療専門医の育成といっても実地研修を抜きにしたペーパードライバー的な「がん治療認定医」の育成では、肩書だけのがん治療専門医がつくられるだけです。これでは形ばかりのがん対策となりかねず、まだまだ実質的な対応が必要です。

2　「がん診療連携拠点病院」の放射線治療の現状

では、「がん診療連携拠点病院」として指定された施設における治療体制はどうなっているのでしょうか。がん治療の三本柱の一つである放射線治療の領域を見てみると、放射線治療体制は極めて貧困な状態です。

私は、実態を把握するために、二〇〇八年八月、当時の全国の「がん診療連携拠点病院」三五三施設に対して放射線治療の実態について、アンケート調査を行ないました。回答は三四四施設（九七パーセント）から寄せられ、無回答の九施設についてはホームページから調査して集計しました。その結果、放射線治療は三四〇施設（九六パーセント）が実施していましたが、まだ放射線治療が準備できていない施設が一三施設ありました。放射線治療を実施している「がん診療連携拠点病院」三四〇施設の状況を**〔図表11〕**に示します。日本医学放射線学会（ＪＲＳ）の非認定機関は一四パーセントにすぎませんが、これは診断部門などで認定されている施設が多いためです。問題なのは放射線治療の専門学会である日本放射線腫瘍学会（ＪＡＳＴＲＯ）の非認定施設が一六七施設（四九パーセント）もあったことです。ＪＡＳＴＲＯでは、一定程度の放射線治療の質を担保するために、施設の放射線治療の信頼性を見る目安として施設認定制度を設けています。認定施設は専門医が二名以上常勤し、治療機器も最低限保有している施設です。その他に十分ではないが、一定程度のレベルで放射線治療を行なっている施設を準認定施設や協力施設として位置づけています。しかし「がん診療連携拠点病院」のなかで、認定施設は二六パーセントにすぎず、学会として放射線治療の質を担保している準認定施設と協力施設を含めても五一パーセントにすぎませんでした。

　治療を担当する医師の現状をみると、診断業務兼任が九パーセント、非常勤医師が一六パーセントで、フルタイム治療業務の医師が担当するのは四分の三の施設、ＪＡＳＴＲＯ認定医は四三パーセントにすぎません。半数以上の施設では放射線治療の専門医が担当していないという恐ろしい結果でした。さらに各都道府県内で中心となる「都道府県がん診療連携拠点病院」は五一施設（東京・宮城・福岡の三県は二施設指定）が指定されていますが、そのうち三つの施設はＪＡＳＴＲＯ非認定施設

〔図表11〕がん診療連携拠点病院アンケート調査結果

各種放射線治療技術の実施率、( ) 内は都道府県がん診療連携拠点病院数

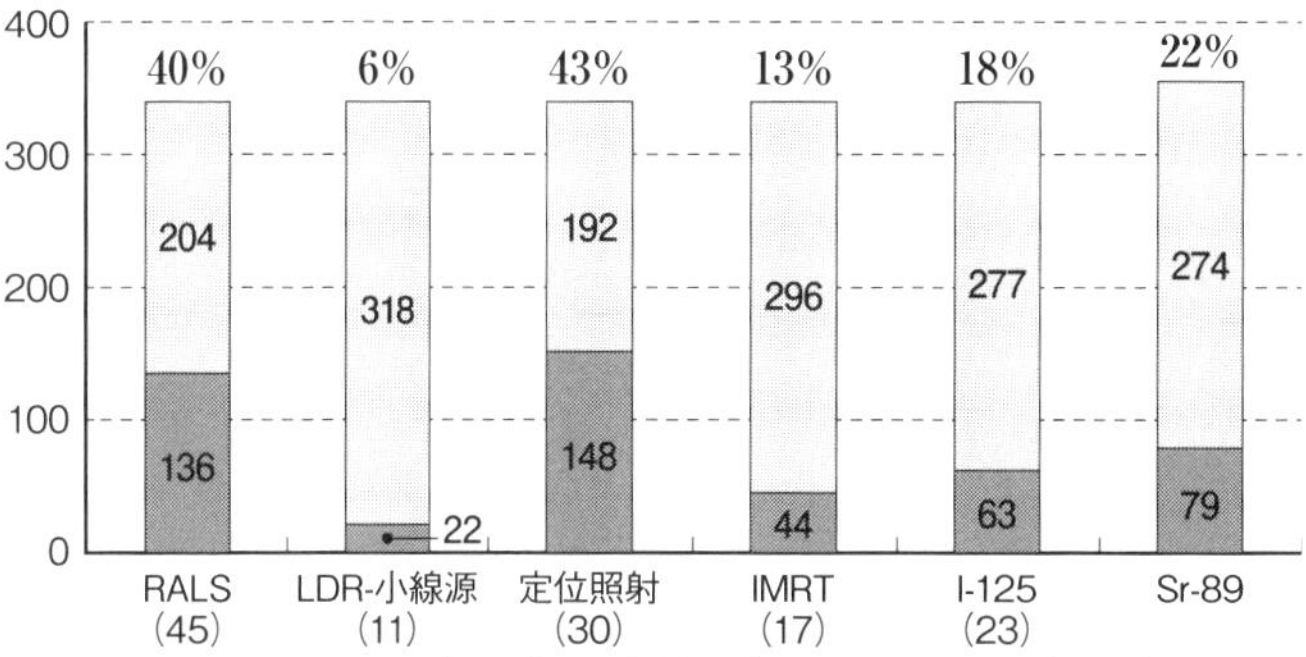

※2008年9月、回答344（97%）、放射線治療実施施設数340（96%）
■が実施施設数。

であり、非認定医が七施設で働いていました。

治療を担当するスタッフの実態をみると、診療放射線技師も一九パーセントは診断業務と兼任しており、また医学物理士がいない施設が七三パーセントもあり、この状況では高精度化した放射線治療の実務に対応できないのではないかと危惧されます。放射線治療品質管理士がいない施設は五二パーセントもありました。

保有機器の整備状況と患者数をみると、外部照射装置は七三パーセントの施設で一台の保有であり、子宮・気管支・胆道・食道・直腸などの管腔臓器に発生した腫瘍に対して体の中から放射線を照射（内部照射）する治療法であるＲＡＬＳ（Remote After Loading System：遠隔操作密封小線源治療）を行なえる施設は四〇パーセントでした。つまり、六〇パーセントの施設では標準的な子宮頸がんの根治的放射線治療ができないことを意味しています。また、年間照射新患数が一〇〇例以下の施設が二七もあり、五九パーセントの施設は三〇〇例以下でした。各種放射線治療技術の実施率をみると、現在の標準的と考えられる放射線照射技術が実施できる施設は非常に少ないことが明らかになりました。

定位照射が可能なのは一四八施設（四三パーセント）、ＩＭＲＴ（強度変調照射法）を実施しているのは四四施設（一三パーセント）、ＬＤＲ（低線量率小線源治療）ができるのは二二施設（六パーセント）、前立腺がんに対するＩ－125線源組織内照射を実施しているのは六三施設（一八パーセント）にすぎず、これでは「がん診療連携拠点病院」における放射線治療の〝均てん化〟はまったくできていないと言わざるをえません。

なお、二〇〇七年一〇月に認可された多発性骨転移に対する疼痛治療薬ストロンチウム89（Sr－89、商品名：メタストロン注）は、一年経過した一〇月の時点で、「がん診療連携拠点病院」では七九施設（二二パーセント）でしか使用可能となっていませんでした。これでは緩和医療の充実も掛け声だけとなります。もちろん現在はもう少し充実してきていますが、高額な設備投資や放射線治療専門医の確保も必要なため、これらの標準治療の実施率が画期的に上がっているとはいえません。保険診療として収載されている標準的な放射線治療ができない施設でも「がん診療連携拠点病院」として指定されていること自体が問題ですが、時間的な余裕を与えて今後整備するとしても、かなりの時間と予算的処置が必要となると考えられます。

医師不足が問題となり、医療崩壊が叫ばれていましたが、とりわけ放射線科医（診断医・治療医）の不足は深刻です。ＯＥＣＤ二六カ国の平均医師数は人口一〇〇万人当たり三一一〇人ですが、日本は二〇三一人です。また、ＯＥＣＤ諸国の全医師の三・三パーセントは放射線科医ですが、日本の放射線科医は全医師数の一・八パーセントにすぎません。

さらに、放射線科医のなかで治療医は一割強しかおらず、高齢社会の主役となる放射線治療の専門医不足は非常に深刻で、育成も含め急務の課題です。私は、一九八一年に将来の放射線治療のあり方について警鐘を鳴らしましたが、当時と比べて治療機器は著しく進歩し、その保有台数も増えましたが、マンパワーの改善は微々たるものにとどまっていります。以前、食の安全をめぐって「食品偽装」の問題が取り沙汰されたことがありましたが、不備な体制整備にもかかわらず内実のともなわない施設が「がん診療連携拠点病院」を名のるのは「偽装がん治療病院」というべきでしょう。医療技術だけは格段に進歩しましたが、放射線治療がバランスよく供給されていない事態を重く受け止め、患者・市民と共に改善することが急務の課題です。

3 予想される放射線治療の需要増加

私が放射線治療に従事しはじめた四〇年前は、他に有効な治療法がなくなり、最後に放射線治療に紹介される症例が非常に多かったというのが実情でした。いわゆる「でも・しか」治療です。他に手立てがなくなり、放射線治療でもしようか、放射線治療しかないですね、というわけです。こうした一九七〇年代の放射線治療が置かれていた状況を改善すべく、先ほどふれたように私は一九八一年に今後の放射線治療の在り方について医学雑誌で次の提言をしました。
①放射線治療医のマンパワー不足の問題と必要医師数（当時で七七〇人）の予測
②医学部講座を診断学と治療学に分離独立させ、治療医を育成することが必要なこと
③医学物理士を国家資格化して雇用し放射線治療の精度管理を行なうことが必要なこと
④Big Scienceとしての施設の集中化が必要なこと

この間、がん罹患者数は漸次増加していますが、**〔図表12〕**に示すように、今後、放射線治療の需要はさらに増加すると考えられます。

その理由は、①高齢化社会でのがん罹患者数の絶対的増加、②合併症や全身状態が悪く放射線治療でしか治療できない症例の増加、③担がん生存期間が延長している再発・転移症例に対する緩和目的の照射症例の増加、④画像診断の進歩によ

〔図表12〕放射線治療の需要増加の要因

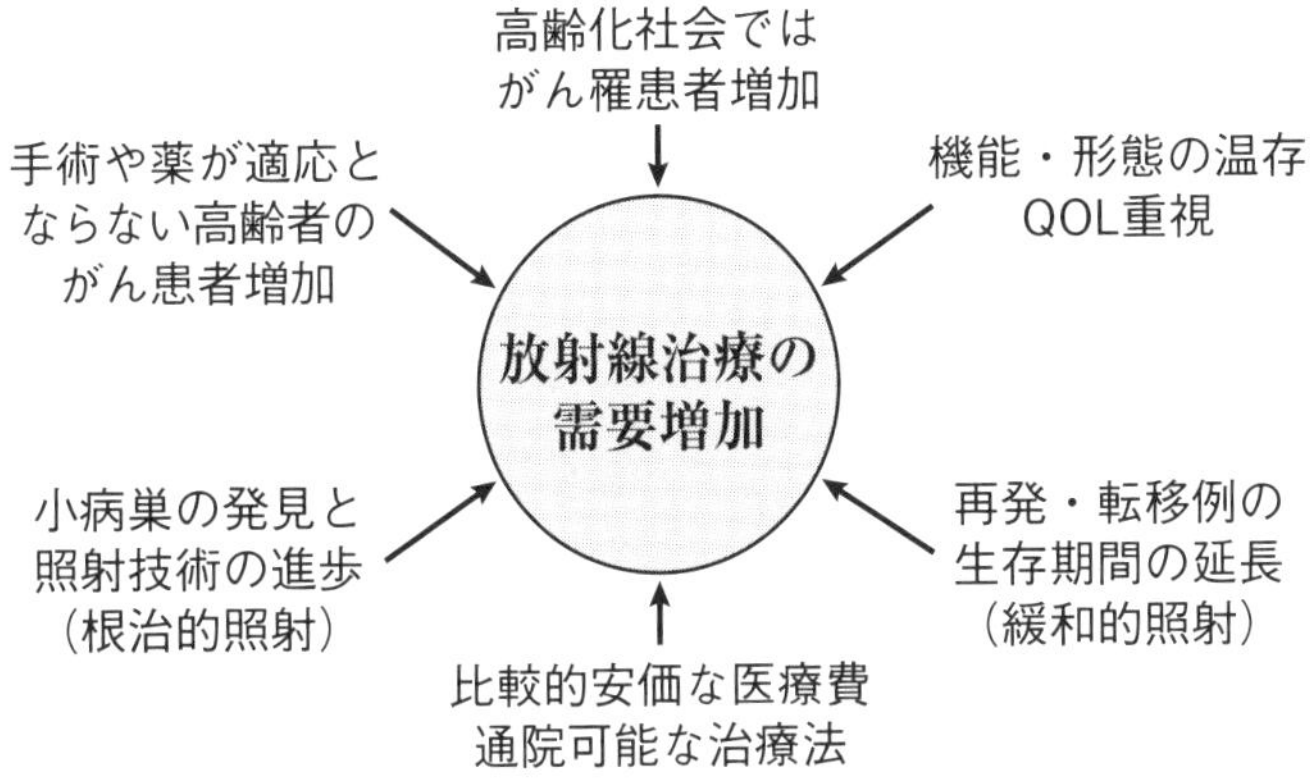
放射線治療の需要増加
高齢化社会ではがん罹患者増加
機能・形態の温存 QOL重視
再発・転移例の生存期間の延長（緩和的照射）
比較的安価な医療費 通院可能な治療法
小病巣の発見と照射技術の進歩（根治的照射）
手術や薬が適応とならない高齢者のがん患者増加

る小病巣の発見によって、切除しないでも定位放射線治療や強度変調放射線治療や画像誘導放射線治療などの照射技術で根治が期待できる症例の増加、⑤機能と形態を温存するＱＯＬを重視した死生観の変化による放射線治療希望症例の増加、等です。さらに⑥医療費の問題が絡んでくると、放射線治療は通院可能な治療法であり、比較的安価な医療費ですむことも治療症例数の増加につながると思います。**〔図表13〕**は日本放射線腫瘍学会（ＪＡＳＴＲＯ）データベース委員会の調査です。一九九五年から二〇〇九年までの比較では、患者数は約二・五倍となっていますが、放射線治療医の育成はままならず約一・三倍でしかなく、深刻なマンパワー不足の状態であり、医療行政的な配慮も加味して対応が必要だと思います。

日本医学放射線学会（ＪＲＳ）の放射線科専門医制度は、二〇〇九年五月から「放射線診断専門医」または「放射線治療専門医」へと名称を変更し、医師はどちらか一つだけの専門医を標榜するようになりました。専門化した放射線診療の質を担保するためには喜ばしいことです。

〔図表13〕国の放射線治療新規患者数と医師数・治療機器等の推移

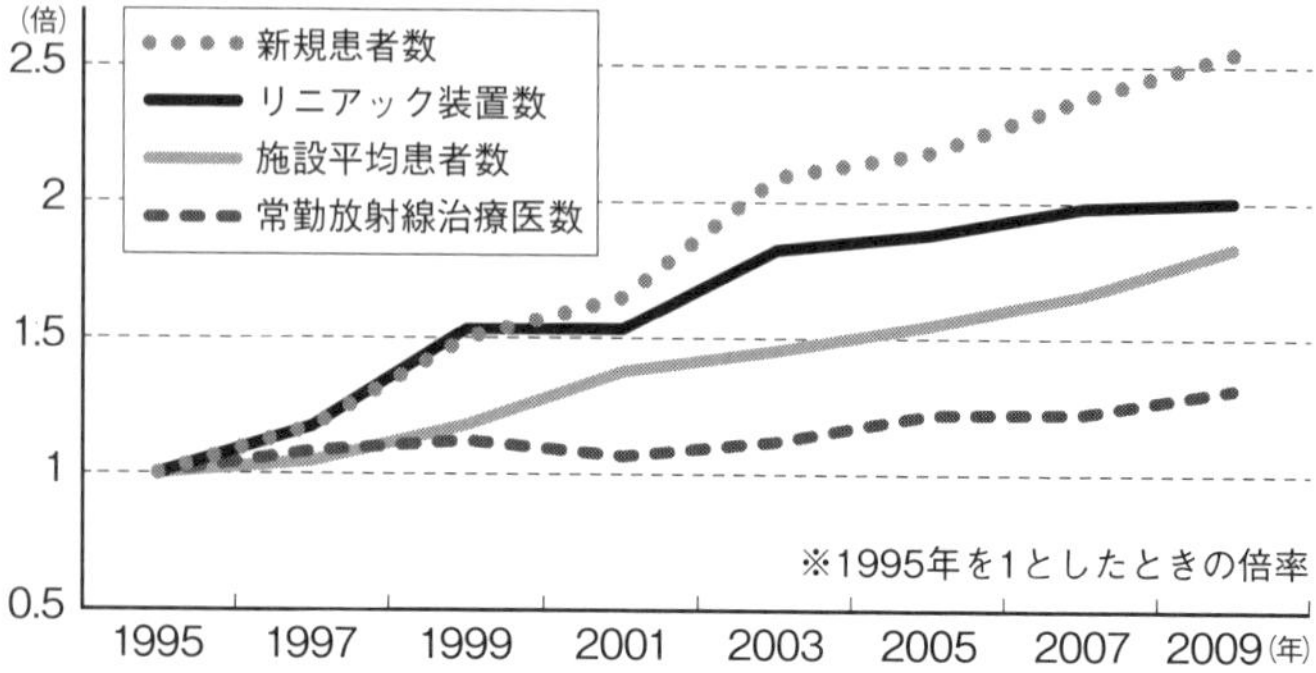

（出所）日本放射線腫瘍学会調べ

第5章

患者会とセカンドオピニオン

1　大きくなる患者（患者会）の役割

患者さんの個人的な発言が社会的に取り上げられることは少ないのですが、「がん患者（団体）」の主張や活動はよく報道されるようになりました。しかし、その発言内容や活動は千差万別です。①地道にがん患者さんとその家族が助け合い、支援しあう活動から、②政治的・政策的な要求の実現に向けたスタンドプレー的な活動や、③会員との実質的な活動がない実態でも、患者会の世話人や会長の立場にある個人が、興味や虚栄心を満たすための活動まで、さまざまです。医療は患者さんのためにある以上、医療の改善に患者さんが関わることは大切なことです。②、③のグループの活動が報道されがちですが、最も重要な活動は①のグループの活動なのです。

医療の質は構造（装置、施設、職員）と過程（運営、診断、治療）と結果（治療成績）の相互の動的比較で解析し、検討されるべきです。社会経済的な側面によって医療の質は左右されますが、医療のもつ社会経済学的な問題や医療システムの問題まで掘り下げて現状を分析し、解決する必要があります。「がん患者（団体）」もこうした医療の背景をよく理解して発言し、改善する方向性で活動しなければ、実効性のある成果には結びつかないでしょう。

また、医師会は、目先の診療報酬の問題だけを議論し、医療の質の向上のためのシステム構築の努力は不十分でした。そのため、継続されてきた医療費抑制策と医師不足を契機として、喫緊の課題である介護医療の問題も絡んで、現在も医療崩壊ともいえる事態が進んでいます。

こうした事態のなかでは、がん医療の改善には患者・市民の活動は大きな追い風となります。二一世紀初頭から「がん患者（団体）」の活動が活発化し、がん医療の改善に向けて動き出しましたが、新規抗がん剤の早期承認などの活動が中心だったこともあり、放射線治療への関心は低いものでした。

「がん患者団体」が後押ししてできた「がん対策基本法」に基づくがん対策を「絵にかいた餅」としないためには、がん患者さんの立場だけではなく、社会全体のバランスを考えた見識が必要です。幸い、インターネットから玉石混合とはいえ多くの情報を得ることができる時代となり、患者・市民が医学知識を共有し、医療の質を変えていくＰＵＭ（Public understanding of Medicine）の新しい医療のスタイルが出てきています。医療機関などからの情報だけではなく、患者さん同士のウェブサイトを通じて情報を得ることも可能です。

医療費の抑制が国の大きな課題であり続ける今日、世界に類をみない皆保険制度という日本の優れたシステムは崩壊の危機に直面し、利益を追求する企業が医療や介護の世界に参入してきています。こうした時代に生きる私たちは、医療者側と国民が共に知恵を出し合って賢く生きるしか道はありません。

また価値観が多様化する現代は、患者さん自らが受ける医療の内容を選択する時代となります。そのためには正しい情報が必要であり、医療を受ける一般人が医学をよく理解することが求められます。

医療は利益とリスクとの微妙なバランスの間で成り立つのですが、がん医療においては期待された結果が得られない可能性も少なくありません。こうした医療が宿命的に内在している不確実性を理解し、対費用効果比も考慮した冷静で合理的な対応についても「患者学」として議論される必要があります。

医学の進歩と医療環境を取り巻く今日の社会状況は、医療のパラダイムシフトともいえる大きな転換期にあるといえます。このため医療行政や医療機関も変わる必要があります。ダーウィンの進化論の神髄は、大きなものや強いものが生き延びるということではなく、環境に対応して変われるものが生き延びるということです。一般人が、がん医療について共に考え、「患者中心のがん医療」の活動の一助となることを期待したいと思います。

2　セカンドオピニオンと患者会

セカンドオピニオンが普及してきましたが、セカンドオピニオンがこんなに必要とされるのは日本だけです。アメリカでしたら、保険会社が「どこの病院に行きなさい」というかたちで病院が決まってしまいますから、フリーアクセスではないのです。イギリスでも普通のパブリックの病院でしたら、がんだとわかってもCT検査を受けるのに、一カ月待ちということもあります。そういう点では、日本の医療が非常に恵まれていることを国民は自覚すべきです。

セカンドオピニオンとは、ある病院の診断や治療にちょっと不安があった場合に、ほかの病院に行って相談を受けるということです。しかし、たとえば乳がんで、セカンドオピニオンをどこかに求めようとしても、同じ地域の病院では、同じ大学の出身の同門の乳腺外科の医師であることも多く、同じような回答しか得られないという問題があります。

セカンドオピニオンを受ける場合、まったく違う診療科の医師、たとえば切る治療の立場と切らない治療の立場という別の立場の医師の意見を聞くことも大切です。同じ切る立場の医師だったら、やっぱり「切りなさい」としか言いません。それだと、どちらが上手に切ってくれるかというだけの問題なってしまいます。

昔は、患者さんが「呼吸が苦しい」とか「おなかが痛い」と言っても、医師は聴診器で聴診したり、おなかを触診して、その場で診断してどうするかを決めていました。そういう診察だったから、セカンドオピニオンはできなかったのです。ところが、今は、患者さんを直接診なくても、採血した検査結果や画像などの医療情報をもらえば相談できるようになりました。つまり、医療情報を持っていけば、相談に乗ってもらえて、意見を聞けるのです。セカンドオピニオンを後押しする一つの条件として、医療情報の管理の仕方が大きく変わったことがあげられるでしょう。

また、第4章で紹介した「がん診療連携拠点病院」のすべてに地域連携室やがん相談室の設置が義務づけられました。多くは看護師さんやケースワーカーさんが相談に乗っています。しかし、医者ではないので、結局、インターネットなどで得られる情報以上の細かい情報はなかなか得られないというのが現状です。

かといって、お医者さんに手紙を書いてもらって、資料を貸し出してもらってセカンドオピニオンを受けるとなると、なかなか言い出せない患者さんも多いと思います。しかし、何度もお話ししているように、がんという病は治るかどうかはオンリー・ワン・チャンスに近いので、最初の治療できちんと納得のいく治療を受けることが大事です。患者さんの権利として、セカンドオピニオンを受けたかったら、医師にちゃんと要求したほうがよいと思います。

そのとき、「何だ、セカンドオピニオンを受けたいのか」と言って怒りだす医者は大きな問題です。自信がなかったり、「また何か変なことを言われたら困るな」と思って、いい顔をしないお医者さんもいるかもしれません。自信があれば、「どうぞ、誰にでも相談してみてください」と言って、紹介状を書いて資料を貸してくれます。

実は、アメリカでいうセカンドオピニオンと日本でいうセカンドオピニオンはかなり違うのです。別の医師による医療情報という点はアメリカも同じですが、アメリカの場合は、保険会社との契約でどういう治療法をやるかが決まるという日本とは違った要素があります。保険会社にすれば、少しでも安い治療をやってもらいたいということになります。ですから、高額な治療をやりたいという医師がいた場合に、それをチェックするために別の医師に聞くという具合です。アメリカはまさに医療もビジネスの世界の発想が優先されます。そういう点で日本はとても恵まれています。今、ＴＰＰがらみで日本の医療システムが変化しようとしていますが、それに抵抗してでも守るべきいい面も知っておく必要があります。

今後も放射線治療は機器の進歩と開発によってさらに高精度化が進むでしょう。数回の通院照射で治癒できる放射線治療も実施されようとしており、放射線治療が高齢化社会のがん治療法の中心となることが予想されます。

このような時代になると、今までは「説明と同意」で治療が進められてきましたが、後悔しないためには自ら情報を集めて自分で治療法を決める姿勢がより必要になってきています。「説明と同意」から「説明と選択」の時代となってきたといえるでしょう。そのためにはセカンドオピニオンを上手に使うこともよいでしょう。しかし過度のドクターショッピングはいただけませんが。

3 「市民のためのがん治療の会」が目指すもの

がん患者さんのサポートを目的とした患者グループの会はいくつもありますが、私は、「市民のためのがん治療の会」という患者会に協力医として携わっています。この会は、セカンドオピニオン活動や講演会や会報の発行によるがん医療情報の発信などを通じて、患者さんが納得のいく最良の治療を受けることができるように支援することを目的として設立されました。会の代表である會田昭一郎氏は、二〇〇〇年にⅢ期の舌がんとなったのですが、ご自身で苦労して情報収集して私の治療方法を知り、東京から札幌の私の病院に来られ、セシウム針を使った低線量率組織内照射という小線源治療を受けて治癒されました。そして、定年退職した二〇〇四年に「市民のためのがん治療の会」を立ち上げたのです。

当時の患者会は、「抗がん剤の早期承認」などを叫んで活動していましたが、放射線治療に関する情報が乏しいことに驚愕した會田氏は、放射線治療を中心とした情報提供の方法を模索し、会の設立にいたったのです。実際の活動としては、放射線治療医によるセカンドオピニオンの提供や、全国各地での講演会の開催や会報（年四回）の発行を行なっています。当初は放射線治療に関する情報提供に軸足を置いていましたが、現在ではがん医療全体の問題に関する情報提供も行なっています。ホームページ（http://www.com-info.org/）では「がん医療の今」と題して、毎週、広範な医療情報を提供しています。読者の皆さんも参考にしていただければと思います。今年で「市民のためのがん治療の会」は一〇年目を迎えました。この間、会は約一五〇〇件のセカンドオピニオンを行ないましたが、私はその回答の多くを書かせてもらっています。

縦割り医療や患者さんの囲い込みによる〝ミスマッチ〟が、医療不信や事故につながっていますが、「よい医療はまず適切な出会いから」です。信頼できるプロのネットワークが相談に答えることで、市民と専門医の適切な「マッチング」が可能となります。医療は医学という科学を根拠として、人の技術が介在した応用科学の現実的適応です。手術と放射線治療が治療法として同等な治療成績を得るとなると、患者さんにとっては医師との出会いが重要となります。下手な外科医より上手な放射線治療医です。また下手な放射線治療医より上手な外科医のほうがよいということになります。

しかし、放射線治療が適応となる場合であっても、一般の人はもちろんのこと、放射線治療科以外の医師も、放射線治療機器の配備や整備状況や具体的な治療の内容まではよく知りません。この会を通じて、放射線治療機器の整備状態や高精度な照射技術で治療が可能な施設、熟練した経験豊かな放射線治療医などに関する情報を提供したいと思います。そのため、セカンドオピニオンに関わる医師は日本医学放射線学会専門医でかつ日本放射線腫瘍学会認定医の資格を持った全国の協力医師でサポートする体制を構築しました。最新の照射技術を駆使し、個別の患者さんの種々の状態を考慮した、医学的に根拠のある、納得のいく医療を受けていただきたいと思います。

がんの早期発見で小さながんの診断が可能となり、放射線治療の有効性がより発揮できる時代となりました。また再発がんや転移がんの緩和治療においても放射線治療を上手に使うことにより、辛い症状を軽減することができます。医学の進歩や時代の流れに即した医療体制を構築し、日本のがん医療において患者さんが不利益を被らない改革が望まれますが、行政の歩みは遅く、市民の力で医療をよい方向へ変えていく努力も必要です。そして充分な情報に基づき、患者さん自らが治療法を選択し、たとえ死を免れなかったとしても、納得のいく医療を受けることができればと思います。「市民のためのがん治療の会」の活動がその一助となれば幸いです。人生、「反省はしても後悔はするな」です。

なお、本書で論じた近藤誠医師の理論に対して具体的な医学的データをもとにコメントした一八年前の「『がんと闘うべきか否か』について　患者よ、がんと賢く闘え」と題した論文は、「市民のためのがん治療の会」のホームページ（http://www.com-info.org）のシリーズ「がん医療の今」No.157（二〇一三年七月一七日）とNo.158（二〇一三年七月三一日）で読むことができますので、参考としていただければ幸いです。

また、私は、北海道がんセンターの院長となった二〇〇八年から、毎週月曜日の午前中に「がん何でも相談外来」を行なっています。患者やその家族のなかには、治療法を選択するうえで迷ったり、医療に対する疑問や不信を抱いている方もおられます。セカンドオピニオンを受けたいと思っても、担当医に言い出せない人も多いのが現状です。また、セカンドオピニオンでは、医療情報に関する手紙や資料を持参することが求められ、家族だけの相談に対応できるシステムもありません。このため、この「がん何でも相談外来」は、こうした患者さんや家族を対象として、紹介状や治療経過の手紙も不要で、また画像等の検査結果の情報が無くても相談を受けるという特殊な外来としました。

がん診療連携拠点病院には「がん情報室」や相談窓口が設置されていますが、担当している人の多くは看護師やケースワーカーであり、インターネット以上の情報を得ることは少ないと思われます。その点、この「がん何でも相談外来」は医師からの具体的な情報が得られるのです。

実際の相談内容や対応は、①標準的治療の場合は積極的治療への後押し、②説明不足を補い、疑問や不信の解消、③治療法選択のアドバイス、④医学・医療の限界と可能性の説明、⑤治療施設や専門医の紹介、⑥死生観のすり合わせ・共有・説得・助言、などとなっています。

全身の部位のがんの診療に携わっている経験豊富な放射線治療医が、全国でも院内でこうした相談外来を担当することが望まれます。

第6章

TPPは健康にも影響を与える

1　TPPで日本の医療はどうなるのか

いま、TPP（Trans-Pacific-Partnership：環太平洋戦略的経済連携協定）が大きな問題となっています。マスコミでは農産物の関税や自動車の問題などが主に取り上げられていますが、国民の健康を守る視角からはほとんど報じられていません。実は国民の健康との関係で二つの大きな問題があるのです。一つは医療の領域であり、もう一つは農薬汚染を含む食品の問題です。

二〇一三年三月の『TIME』誌に掲載された「医療が米国の経済と財政を食い物にしている」という二八頁にもわたる特集記事では、アメリカの医療が利潤追求だけで動いている現実が明らかにされていました。アメリカの医療費はGDPの約二〇パーセントを占め、国全体で二・八兆ドル（一ドル＝一〇〇円換算で二八〇兆円）であり、日本の医療費の七～八倍となっています。そして家庭の破産の六二パーセントは医療費が原因であると指摘されています。TPPによって医療もグローバリゼーションの波に影響されることは避けられないでしょう。

TPPの締結に向けて一番ロビー活動しているのは医療業界です。アメリカのロビー活動についてのデータによると、製薬会社と医療業界が五三〇〇億円、防衛・ミサイルなど軍需業界が一五〇〇億円、製油・ガス関連業界が一〇〇〇億円を使っています。いかに医療というものがターゲットになっているかがわかります。

このままでは日本の医療保険の三つの特徴である国民皆保険制度、フリーアクセス、現物給付のシステムの維持は困難となり、輸入している薬剤の価格も格段に上がり、医療崩壊を引き起こすことが予測されます。特に高額の抗がん剤が影響を受けるでしょう。

日本では公的医療保険の中に高額療養費制度があり、医療機関や薬局の窓口で支払った額が、暦月（月の初めから終わりまで）で一定額を超えた場合には、その超えた金額を支給するという制度です。それが国や自治体では支えきれなくなるのは明らかです。〔図表14〕にTPPによる日本の医療の予想される変化を示します。

〔図表14〕TPPへの参加による日本の医療の変化

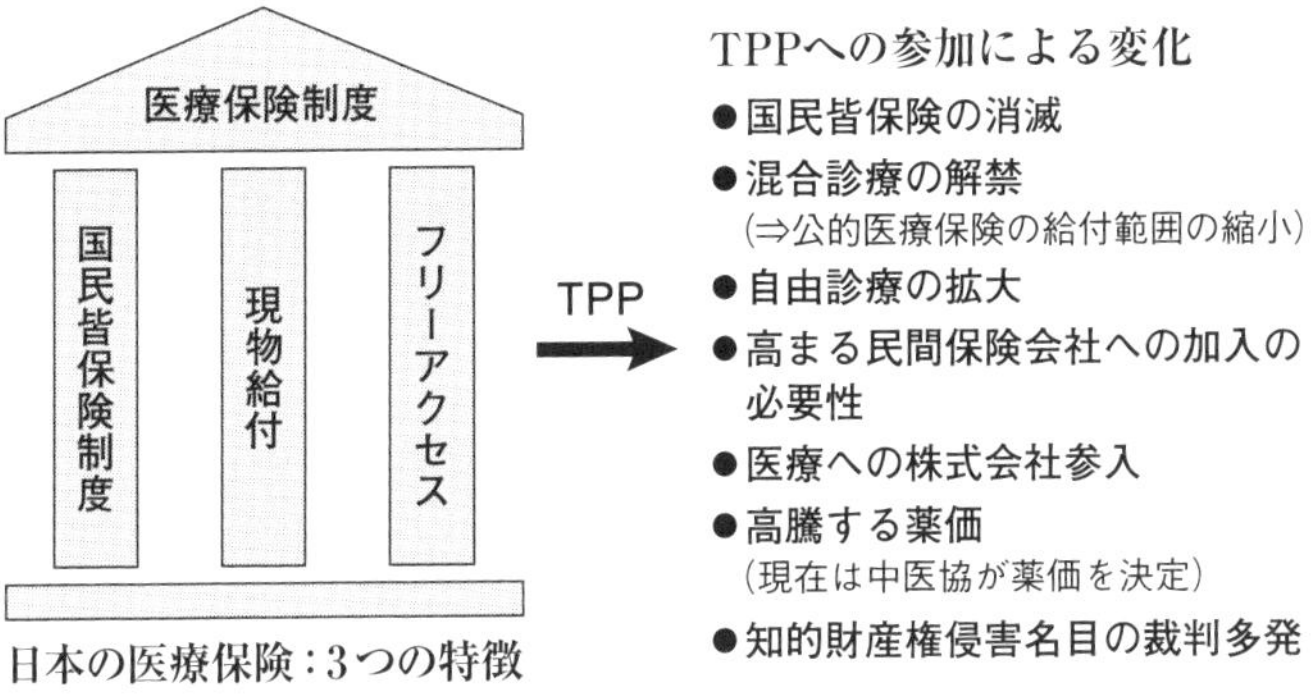

医療保険制度
国民皆保険制度
現物給付
フリーアクセス
日本の医療保険：3つの特徴
TPP
TPPへの参加による変化
●国民皆保険の消滅
●混合診療の解禁
(⇒公的医療保険の給付範囲の縮小)
●自由診療の拡大
●高まる民間保険会社への加入の必要性
●医療への株式会社参入
●高騰する薬価
(現在は中医協が薬価を決定)
●知的財産権侵害名目の裁判多発

2　TPPにより流入する食物の安全問題

農産物に関しても値段の問題だけではなく、農薬がらみの食品や、遺伝子組み換え作物（とうもろこし、大豆、小麦など）を食する生活がますます進むことによる健康への影響が大きな問題となります。

アメリカは女性ホルモン（エストロゲン）入りのエサを与えて飼育した牛肉を輸出しています。エストロゲン入りのエサを与え、それによって生産性を一割上げています。この四〇年間でアメリカ産の牛肉消費量は日米ともに五倍になっていますが、ホルモンに関係したがん罹患率もアメリカも日本も五倍になっています。見事に牛肉消費量とホルモンに関連したがんの罹患率の上昇カーブが重なっているのです。これは、ホルモン入りのエサで飼育された牛肉を食べた結果、人間の体もホルモンに関係する病気、男性でいえば前立腺がん、女性でいえば乳がん、子宮体がん、卵巣がんが増加したことを示しているわけです。このデータは二〇〇九年の日本癌治療学会で発表されました。私が医者になった四〇年前は、子宮がんの内訳は、子宮頸がんが九割、子宮体がんが一割だったのですが、今は子宮体がんが六割、子宮頸がんが四割となっています。それくらい変わっている。このように、疾病そのものが食の生活習慣によって変わってきているのです。

最近、日本だけでなく欧米でも大量に使われたネオニコチノイド系の農薬がミツバチの大量死をもたらし、ミツバチによる授粉ができなくなった結果、農作物の収穫も減少することが世界的に大きな問題になりました。働きバチの脳の、蜜源と巣の位置を覚える素晴らしい記憶能力が、ネオニコチノイド系農薬によって障害され、蜜が集められなくなり群れ全体が崩壊することが、国際的な一流の科学雑誌『サイエンス』や『ネイチャー』に掲載された二〇一二年の論文で明らかになりました。

そこでEU加盟二七カ国は、二〇一三年一二月一日からイミダクロプリド、クロチアニジン、チアメトキサムの三種のネオニコチノイド系農薬の使用を暫定的に二年間禁止しています。さらに、二〇一四年三月、オランダ議会では七種すべてのネオニコチノイド系農薬の使用を禁止する議案を可決しています。ハチの死亡率も特に高かったことから、予防原則に基づいた配慮で、「ネオニコチノイド系農薬がハチや人の健康に悪影響を及ぼさないことが証明されるまで」使用禁止としたのです。しかし、日本国内ではこの一五年間でネオニコチノイド系農薬の使用量は三倍となりましたが、日本の残留規制値は欧米と較べ非常に緩く安全性が低い状態が続いています。特にネオニコチノイド系農薬のクロチアニジンの残量基準は、欧米に比べもともと数倍から一〇〇倍程度緩い残留規準だったうえに、二〇一四年にはさらに緩和案が出され、カブの葉にいたっては二〇〇〇倍も緩和されようとしています。

ネオニコチノイド系農薬は、水溶性のために浸透性が高く植物内へ拡散しますが、それでも殺虫能力が持続するほど毒性が強い新しいタイプの農薬です。日本の水田への散布ではイネの花粉まで汚染するので、それを食べて育つミツバチの幼虫の脳は成虫より農薬に弱いため、発達が障害される可能性も指摘されています。脳の記憶能力の発達が障害された働きバチでは蜜は集められません。また、浸透性のネオニコチノイド系農薬が使用されれば、イネの葉や茎ばかりでなく実、すなわち米も内部から汚染されます。

輸入米など各種の輸入農産物の残留農薬、残留燻蒸剤には、ネオニコチノイドのような新しい毒性化学物質が加わる可能性が高く、注意が必要です。

実は人体への影響も懸念されています。農薬の空中散布や、汚染された果実、茶などの大量摂取によって体内に入ったネオニコチノイド系農薬によるニコチン様の中毒症状は、地元の優れた臨床医によって最初に気がつかれ報告されました。それまで農薬会社は、「今度の新しい農薬は虫はよく殺すが、ヒトには安全」と科学的証拠もなしに宣伝していたのです。有機リン系、ネオニコチノイド系の農薬は浴びた直後の神経中毒症状ばかりでなく、浴びてから何年もしてから気がつく遅発性中毒、ことに妊娠前後の母親が体内に取り込んでしまったことによって胎児や乳児の脳の発達に悪影響を及ぼすことが、最新の研究でわかってきました。

私が信頼している脳神経科学者の黒田洋一郎氏（環境脳神経科学情報センター）は、国の大型研究プロジェクト（ＣＲＥＳＴ）で「脳の発達への化学物質の影響」の研究代表者を勤め、農薬やＰＣＢなどの化学物質が発達障害の原因になっていると報告しています。また、こうした科学的証拠を集め、『発達障害の原因と発症メカニズム―脳神経科学からみた予防、治療・療育の可能性』（河出書房新社、二〇一四年）という本も出版されています。まさにScience for the Peopleの立場の研究者の本であり、読んでいただき問題意識を共有したいものです。

ヒトの脳は非常に複雑な仕組みであり、簡単ではありませんが、その著書の要約として、黒田氏からパーソナルコミュニケーションとして以下のような書簡をいただいています。

「最近、日米欧や韓国で、自閉症スペクトラム障害（アスペルガー症候群を含む）、ＡＤＨＤ（注意欠如多動性障害）、ＬＤ（学習障害）と診断される発達障害の子どもが激増し、日本ではかなり前から特別支援教育が始まっています。最新のデータでは、通常学級の子どもでも、自閉症と診断される子どもだけで二・六四パーセントにのぼり、ＡＤＨＤやＬＤ、診断はされないが少しおかしな行動が見られる子どもをあわせると全体で一〇パーセントを越えるのではと言われています。

子どもの行動や能力を決めている脳内機能神経回路のうち、症状に関係する回路だけの発達異常で、シナプスという回路のつなぎ目が障害されています。記憶など高次機能に重要なシナプスができるには、もともといろいろな化学物質をさまざまな情報として使っているので、似たような毒性化学物質が脳内に入ると、情報がかく乱されて異常を起こし発症すると考えられます。そのような毒性化学物質としては、有機リン、ネオニコチノイドなどの農薬、鉛、水銀などの重金属化合物、ＰＣＢ、ダイオキシンなどが発達神経毒性をもつ化学物質として指摘されています。すでに二〇一二年、米国小児科学会は、農薬による発達障害や脳腫瘍の発症の危険性を米国政府や社会に公表・警告しています。また二〇一三年には欧州食品安全機構がネオニコチノイド系農薬はミツバチだけでなく、ヒトの子どもにも発達障害をおこす毒性の可能性を認め、規制を強化することを勧告し、欧米の一流紙に報道されています。」

　このように放射線だけではなく、化学物質の人体毒性も深刻なことが解明されつつあり、戦後の生活の在り方や文明そのものの見直しまで考えなければならない時期になっていると私は考えています。また、ノンフィクション作家の奥野修司氏は、生産過程で農薬を使うだけではなく、ＴＰＰによってアメリカから輸入される農作物にはカビを抑えるためにポストハーベスト農薬が大量に使われていると指摘しています。ナッツ類やトウモロコシなどに発生するカビが産生するカビ毒マイコトキシンの一つにアフラトキシンがありますが、これは熱耐性の発がん性物質で毒性は地上最強といわれ、ダイオキシンの一〇倍以上とされています。全国で飼育されている多くの乳牛も、ポストハーベスト農薬を使った輸入トウモロコシがエサとして使われているため、国産牛乳からもアフラトキシンが検出されています。このアフラトキシンの国際基準は一キロ当たり〇・五マイクログラム（乳幼児は〇・二五マイクログラム）で、EUの基準は〇・〇五マイクログラムですが、それが日本では一〇マイクログラムと、国際基準の二〇倍、EUの二〇〇倍となっています。日米貿易摩擦を避け、アメリカの農産物の輸入のために農薬の規制値は大幅に緩和されているのです。

さらに今後、真剣に考えなければならないのは、遺伝子組み換え作物の問題です。遺伝子組み換えの過程で、害虫が作物を食べると死ぬ殺虫成分を遺伝子に組み込んだものと、除草剤に耐性のある遺伝子を組み込んだものがありますが、いずれにしても毒性の強い成分で処理されています。遺伝子組み換え作物は、アメリカのバイオ企業「モンサント」がほぼ独占しています。除草剤「ラウンドアップ」（主成分はグリホサート）は、急性毒性はありませんが、植物を根こそぎ枯らしてしまう猛毒であり、人体にたいしては肝細胞破壊、染色体異常、先天性異常、奇形、流産のリスクがあるといわれています。

アメリカでは遺伝子組み換え食品の表示義務はなく、日本は遺伝子組み換え作物を輸入しやすくするためにグリホサートの残留基準を一九九九年に六ｐｐｍから二〇ｐｐｍに緩和していますが、この安全性は検証されていません。モンサントの社内食堂では遺伝子組み換え食品は禁止されているという呆れた話もあります（一九九九年一二月二一日、AP通信）。

遺伝子組み換え作物に関して、ジル・エリック・セラリーニ教授（フランス・カーン大学）の毒性長期実験（二〇一二年）があります。遺伝子組み換えトウモロコシを平均的アメリカ人が生涯に摂取する分量に換算して幼少時のラットに投与し、二年間（ラットの寿命）実験を継続し、人間の子どもが食べた場合と同じ条件として観察したところ、高率に発がんが観察されました。非投与群は腫瘍が発生しても晩年に発生しますが、遺伝子組み換えトウモロコシ投与群では、四カ月目に腎臓がん・肝臓がんが発生し、一一カ月目からは爆発的に増加し、特にメスは乳房に腫瘍が多発したというのです。平均寿命に達する前に死亡した割合は、遺伝子組み換えトウモロコシ投与群では約二・五倍を超え、メスは七〇パーセントが死亡したという結果でした。

しかし、こうした食品の安全性と危険性の研究は販売企業に任され、結果は秘密で、公開されておらず、行なわれるのは書類審査だけです。動物実験が必須な医薬品とはまったく異なっています。ちなみに、EUではGM食品は販売されていません。輸入された安い農産物を食べることは、健康被害のリスクを覚悟しなければならず、経済優先の社会づくりが人々の健康を脅かす世界に突入しているのです。

がん患者3万人と
向きあった医師が語る
正直ながんのはなし

第7章

原発事故による放射線被ばくを考える

二〇一一年三月一一日は日本にとって歴史的な日となりました。地震と津波と原発事故という三重の悲劇を日本にもたらし、戦後最大の危機と試練に向き合うこととなりました。この章では、原発事故による放射性物質が健康にどのような影響を及ぼし、今後、どのような健康障害として現われてくるのか、私たちはそれにどのように向き合うべきなのか、福島県の住民だけの問題としてではなく、全国民の問題として考えていきたいと思います。

1 低線量被ばくがもたらす健康被害を知ろう

私は、地方のガンセンターの臨床医として、四〇年間、放射線を用いたがん治療に従事してきましたが、その業務は放射線の有効利用を追求してきたものです。しかし、なにごとにも「光と影」があり、「表と裏」があるものです。東京電力福島第一原子力発電所の事故は、放射線の「影」と「裏」の世界と向き合わなければならない状況を日本社会につきつけました。しかし、政府を含めて「原子力ムラ」という利益集団に関わってきた人、そして組織の対応は醜いほど極めてデタラメで、その状況は現在も続いています。

二一世紀に入ってからの放射線治療の照射技術の進歩は著しく、放射線の医学利用という光（表）の世界は加速度的に進化しています。しかし一方で、放射線による健康被害という影（裏）の世界は、広島・長崎の原爆投下によるデータを基にした疑似科学によって支配され、研究の進歩が止まっています。その背景には、エネルギー資源の乏しい日本の現実を逆手に取り、原子力の平和利用という名目で経済成長のためのエネルギー政策として原子力発電を行ない、同時に作り出された核物質を利用した核兵器の製造を可能にするという国家戦略的な問題が絡んでいます。しかし、放射性核生成物による不都合な健康被害に関しては研究もせず、また研究もさせない姿勢で推移しています。

東電福島原発事後の対応もこうしたレールに乗って進められています。破綻した原発の「安全神話」は、一〇〇ミリシーベルト以下の被ばくならば過剰発がんは心配ないとする「安心神話」にすり替えられ、汚染地域への帰還を促しています。また、原発再稼働の審査においても「安全基準」から「規制基準」へと言葉を変えて再稼働を進めようとしています。さらに、原発輸出にも積極的で、日本でも処理の目途が立っていないにも関わらず、売り込んだ原発の放射性廃棄物は日本が全部引き受けるとか、原発稼働の費用も税金から融資し、原発事故が起きたら日本の税金で補償するという密約を交わして世界中に放射性物質を撒き散らそうとしています。しかし、一般国民も深刻な原発事故による日本の危機に無頓着で、マスコミ報道の沈静化とともに関心は風化してきました。そして日本という国は、放射線量が年間二〇ミリシーベルトの地域にまで国民を住まわせるために、避難していた人々を帰還させようとする法治国家ならぬ放痴国家となっています。

原発稼働にともなう緊急時の被ばく医療対策は、東海村ＪＣＯ臨界事故の教訓を踏まえて、二〇〇〇年六月に「原子力災害対策特別措置法」が施行され、事故時の初期対応の迅速化、国と都道府県および市町村の連携確保等、防災対策の強化・充実が図られてきたはずでした。しかし、現実の対応は犯罪的ともいえるほど杜撰でデタラメなもので、さらに情報の隠蔽も行なわれました。そして健康被害の問題は置き去りにされ、地域経済の復興だけが目指され、帰還が促されているのです。

本章では放射線の影（裏）の世界について少しお話ししたいと思います。原発事故が起き、放射性物質が拡散しても、医療関係者からの発言が少ないのはなぜでしょうか。それは、医師や診療放射線技師や看護師が使っている放射線防護学に関する教科書が、すべてＩＣＲＰ（国際放射線防護委員会）の基準で書かれているためです。文科省が学校に配った副読本なども、すべてＩＣＲＰの基準で書かれています。しかし、ＩＣＲＰの放射線防護学は、原子力政策を進めるために作られたフィクションのようなものなのですが、ＩＣＲＰの内容が頭に刷り込まれている医療関係者は、政府のデタラメな健康管理対策に対してほとんど危機意識をもたず、傍観者になっているのが現状です。さらに、いわゆる御用学者たちが政府の立場で積極的に安心論を宣伝しています。

ここでは国民の皆さんに、放射線による健康被害について知っていただきたいと思います。まず、放射線の測定に関してですが、いま議論されているのはガンマ線だけです。そのガンマ線はモニタリングポストを設置して測定していますが、現在使われている富士電機の測定機器は実際よりも約四割低い値になるように設定されています。二〇一四年四月二六日、私はボランティアで行なっている子どもたちの甲状腺超音波検査のために、須賀川市に行きました。そこで検査会場の公民館前に設置されていたモンタリングポストを調べました。私が病院で校正し持参した線量計では一時間当たり〇・一九マイクロシーベルト（一〇〇パーセント）でしたが、モンタリングポストの値は〇・一一マイクロシーベルト（五八パーセント）でした。つまり、私の線量計の数値を一〇〇パーセントとするとモニタリングポストの値は五八パーセントで、四割程度低くなっているということです。この問題は、週刊朝日二〇一四年二月一四日号で「国の放射線測定のデタラメを暴く」と題して報じられています。また、そのモニタリングポストは地上一メートルの高さにありますが、地面直上の放射線量は二倍以上となります。とんでもない事実の隠蔽が行なわれているのです。

さらに、そのようなレベルのガンマ線の調査ではありますが、ガンマ線以外のアルファ線やベータ線は計測すらきちんと行なわれていません。アルファ線とベータ線を調べるにはバイオアッセイ（排泄物などの生物学的試料を分析する方法）が必要です。トリカブトやヒ素を使ったことが疑われる殺人事件が起きたら、警察はバイオアッセイして被害者の毒物を測ります。ところが、多くの国民の健康被害に関係するにもかかわらず、国はアルファ線やベータ線をバイオアッセイで測ろうとする姿勢をまったくもっていません。これでは科学的にものを考える気がないのではないか、事故による将来の被害を隠蔽するために測定しないのではないか、と言われてもしかたありません。

これまで低い値でも放射線による健康への影響が出た事例は数多く報告されています。放射線の影響に「しきい値」（閾値）はないというのが、世界の共通認識となっています。最近のＩＣＲＰの勧告でさえも「一シーベルト浴びると五・五パーセントの過剰発がんがある」と認めています。この計算でいけば一億人が一ミリシーベルト浴びたら、五五〇〇人は過剰発がんになるということになります。いま福島の人に強いている年間二〇ミリシーベルトなら一一万人が過剰発がんになるということです。

また、原爆の被爆者認定訴訟で国は三〇連敗しています。そのために国は認定基準を緩和せざるをえなくなり、爆心地から三・五キロメートル内にいた人まではある条件を満たせば認定するようになりましたが、三・五キロメートル内にいた人の推定被ばく線量は約一ミリシーベルトです。

この基準からすると、現在福島県内に住んでいる人が将来がんになったら、政府は認めないでしょうが、みんな被爆者認定を受けられる権利を持つことになるのです。さらに、原発労働者で白血病になって訴えた人は五ミリシーベルトで労災認定されています。今、福島の住民に強要しているのはそれほど高い線量なのです。

健康に影響が出る被ばく線量について「しきい値なしの直線仮説」を認めているICRPの基本的な姿勢をも軽視して、日本政府は「一〇〇ミリシーベルト以下では他の要因も絡むので、放射線による過剰発がんはわからない」とする立場を取っています。しかし被ばく線量が少なくても、確率は低くなりますが、発症するかどうかは別にして影響は必ずあります。マスコミもなぜか報道しませんが、国際的には二〇～一〇〇ミリシーベルト以下の被ばくでも発がんするという報告はたくさんあります。代表的なものを五つ紹介します。

①一九五五年、イギリスのアリス・M・スチュアート女医は、幼児の白血症の多発は妊婦の骨盤のエックス線撮影が関与していること報告し、低線量でも影響があることがわかりました。彼女のアメリカ議会での証言は大気中の核実験中止のきっかけとなっています。

②医療被ばくで発がんが増加することを明らかにした代表的な論文は、放射線診断による被ばくでがん発症が日本は世界一であることを示したオックスフォード大学（イギリス）からの報告（Lancet363: 345-351, 2004.）です。この論文は、エックス線診断の頻度と線量から集団実効線量を推定し、「しきい値なしの直線仮説」に基づいて一五カ国

の七五歳までの発がん者を推計したものです。その結果、日本の年間エックス線検査数は一〇〇〇人当たり一四七七回で一五カ国平均の一・八倍となり、がんになった例は年間七五八七例と推定され、放射線診断による被ばくによる発がんは年間の全がん発症者の三・二パーセントにあたるとしています。

つまり、日本のがんの三・二パーセントが放射線診断によるものとされたわけで、学会でも議論となりました。しかし、結局は医療被ばくには限度がなく、また必要な検査として行なわれているので仕方がないというのが大勢だったため、議論は断ち切れてしまいました。

③東電福島原発事故が起こる直前の二〇一一年三月に出されたマギール大学（カナダ・モントリオール）チームの論文（Eisenberg, et al: CMAJ. 二〇一一年三月）では、一〇〜四〇ミリシーベルトの被ばくでも一〇ミリシーベルト増すごとに発がん率が三パーセント増加するとされています。心筋梗塞になって、血管造影やCT等のエックス線を用いた検査・治療を受けた患者八万二八六一名を追跡調査したところ、一万二〇二〇名にがんが発生したという結果をもとにだされた報告です。

④二〇一二年の論文（Pearce, et al: Lancet 380: 499-505, 2012.）では、CT検査を受けた子どもを対象として分析すると、五〇ミリシーベルト程度の被ばく線量で有意に白血病と脳腫瘍が増加し、約三倍になると報告されています。

⑤イギリスからは、自然放射線で年間五ミリシーベルトを越えると一ミリシーベルトにつき小児白血病のリスクが一二パーセント有意に増加するという報告（Kendall GM. et al.: 2013 Jan; 27（1）: 3-9. doi: 10. 1038/leu. 2012. 151. Epub 2012 Jun 5.）も見られます。

今の東電福島原発の事故処理の状況では、そこで働く作業員も被ばくし続けることになります。その影響についても国際的なデータを紹介します。

①一五カ国の原子力施設労働者四〇万七三九一人を追跡調査した報告（E Cardis, et al: BMJ, 2005. 6. 29）があります。これによると、労働者の被ばく線量は、集団の九〇パーセントは五〇ミリシーベルト以下、五〇〇ミリシーベルト以上被ばくした人は〇・一パーセント以下で、個人の被ばく累積線量の平均は一九・四ミリシーベルトですが、一シーベルト被ばくすると白血病のリスクが被ばくしていない人の約三倍になり、一〇〇ミリシーベルト被ばくすると白血病を除く全がん死のリスクが九・七パーセント増加し、慢性リンパ性白血病を除く白血病で死亡するリスクは一九パーセント増加すると報告されています。

②二〇〇九年に発表されたデータ（Occup Environ Med. 66（12）: 789-96. 2009.）からは、原爆被爆者とチェルノブイリの被ばく者と原発労働者の合計四〇万七〇〇〇人の比較から、同じ線量を一度に浴びても、だらだらと慢性的に浴びても、被ばく線量が同じであれば、発がん率は変わらないという報告もあります。

③日本の原発労働者に関する調査結果も二〇一〇年に放射線影響協会のホームページ（http://www.rea.or.jp/ire/gaiyo）に公開されています。このデータでは、日本の原発労働者二〇万三〇〇〇人の平均累積被ばく線量は一三・三ミリシーベルトですが、一〇ミリシーベルトの被ばくの増加で、全がんの腫瘍が四パーセント増えています。個別にみると肝臓がんが一三パーセント、肺がんが八パーセント増えています。明らかに日本の原発作業員も発がん性は高くなっているのです。ところが、この不都合な真実の解釈においては、原発労働者は酒飲みが多いし喫煙者が多いので、肝臓がんや肺がんが増えているのだと説明し、放射線が原因であるとは認めていません。しかし実際は、原発労働者は一般人との比較でも喫煙率も飲酒歴も同程度です。ちなみに、これらの海外や日本の報告はすべて年間線量ではなく、累積線量であることにも注意してください。福島の人は二〇ミリシーベルト以下の地域で暮らしていますので、五年経てば最大の累積線量は一〇〇ミリシーベルトとなります。

いくつか国際的な論文を紹介してきましたが、これらの報告に対して、ＩＣＲＰは自らは科学的な根拠をもっていないため、反論することもできずに、無視するという姿勢をとっています。

2 チェルノブイリの子どもたちとの比較で考える

放射線は動植物すべてに影響しますが、一般論として寿命の短いものほど影響は早く出現します。身体的な疾病の発症だけではなく、一〇～六〇ミリシーベルトでも染色体異常の出現頻度の増加が報告されています。チェルノブイリでは作業員の男性の染色体異常が非常に多く、実際に先天障害の子どもが生まれる原因になっています。

一九九〇年代初頭にアメリカがイラクで劣化ウラン弾を使いましたが、その影響も報告されていて、やはりがん死亡者や先天障害の子どもの増加が指摘されています。

二〇〇九年にニューヨーク科学アカデミーから出版された『チェルノブイリ―大惨事が人々と環境に及ぼした影響』（邦訳『チェルノブイリ被害の全貌』岩波書店、二〇一三年）という本では、チェルノブイリ事故でＩＡＥＡ（国際原子力委員会）は四〇〇〇人死亡したとしていますが、実際にはがん以外にもいろいろな疾患があり全体で九八万五〇〇〇人が亡くなったと報告しています。この本は、現地の英訳されていない論文も含めて約五〇〇〇の論文と、カルテも参考にして調査し、三人の著者によってまとめられたものです。その著書の一人であるロシア科学アカデミーのヤブロコフは被ばく線量は「年間一ミリシーベルトぐらいに抑えなさい」と言っていますが、その内訳は人工放射線〇・七四ミリシーベルト+自然放射線〇・二五ミリシーベルトです。また、がんは健康被害の一〇分の一でしかなく、子どもの慢性疾患が増え、体調不良が増えると警告しています。

二〇一二年九月二三日にNHKのEテレで『低線量汚染地域からの報告』という番組が放送されました。ロシアから独立したウクライナ政府が出した報告書の内容を伝える番組です。子どものときに原発事故にあった人が甲状腺がんになったという内容とともに、今でも健康な子どもがどんどん減り、慢性疾患を抱えた子どもが増えていることを報じていました。

一九九二年と二〇〇九年を比較すると、内分泌系疾患が一一倍、筋骨系疾患が五・三倍、消化器系疾患が五倍、精神および行動の異常が三・八倍、循環器系疾患が三・七倍と増え、子どもにこういう疾患や体調不良が増えているのです。二〇〇八年のデータでは事故後に生まれた子どもの七八パーセントが慢性疾患に苦しんでいると報告しています。

これはセシウムの高い汚染地域に住み続けているためと考えられます。実際に、ウクライナ政府報告書では、一九九二年から二〇〇八年の比較によると、慢性疾患を抱える子どもが二割から八割に増加しています〔図表15〕。また、子どもが白内障も発症しています。子どもが白内障になる原因は、外傷か放射線しか考えられません。

甲状腺がんの増加は隠しようもない事実として認められていますが、多くの先天障害の発生や他の疾患の増加も報告されています。先天障害の例として、西ベルリンやベラルーシでは事故後と次の年（一九八七年）には五ミリシーベルト以下の被ばくでもダウン症候群の出生が非常に増えていることが報告(Karl Sperling, et al: Genetic Epidemiology 38: 48-55, 2012.)されています。これは、一〇〇ミリシーベルト以下では先天障害の子どもは生まれないとするICRP・IAEAの見解とはかけ離れた現実です。またチェルノブイリ事故以降、先天障害の子どもは八三パーセント増え、「チェリノブイリ・ハート」という映画が作られています（http://www.rri.kyoto-u.ac.jp/NSRG/cher-1index.html)。

セシウムはカリウムと類似した体内動態ですので、心筋も含めほぼ全臓器に取り込まれます。チェルノブイリ事故後に設立されたゴメリ医科大学の初代学長であるユーリー・バンダジェフスキー（病理学者）は、病理解剖した各臓器別のセシウム137

〔図表15〕慢性疾患を抱える子どもの増加

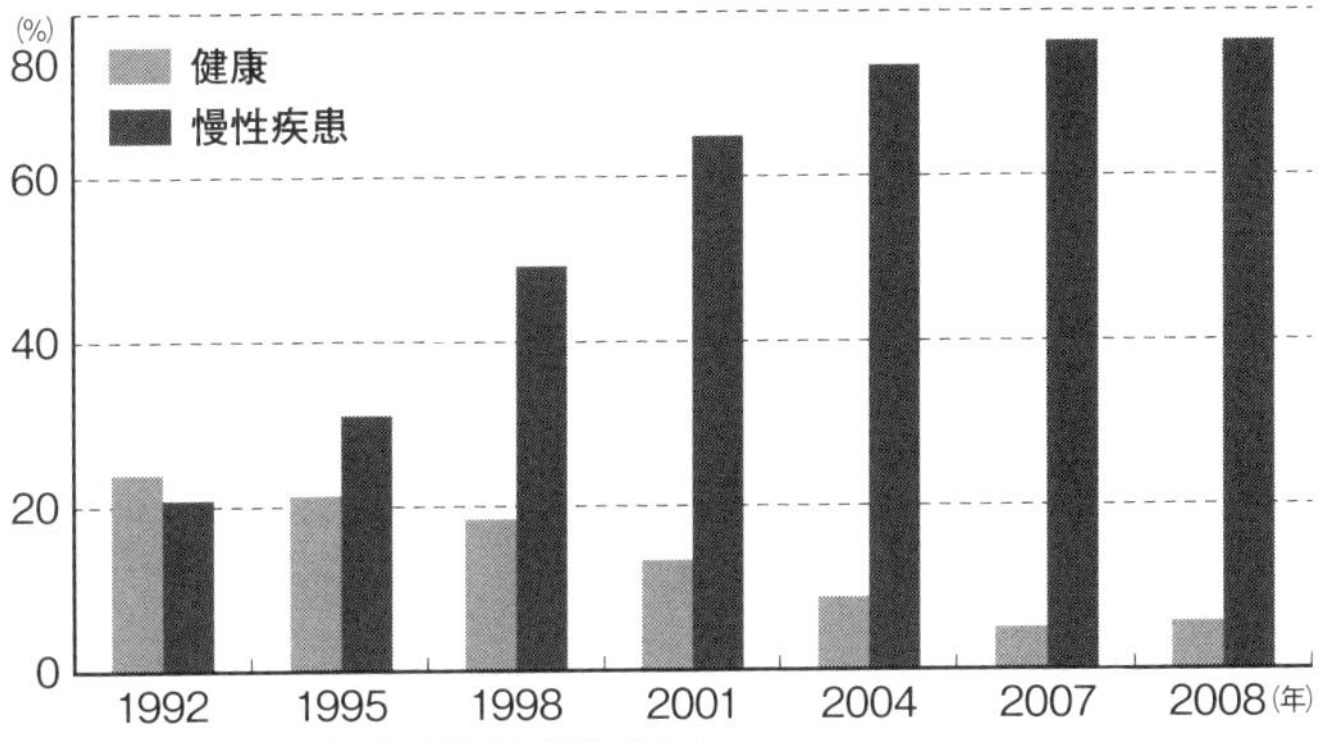

※ウクライナ政府（緊急事態省）報告書より

の蓄積量を報告していますが、子どもの場合は甲状腺に最も多く取り込まれていました〔図表16〕。

ヨウ素だけでなくセシウムも甲状腺に蓄積されて、甲状腺がんになる可能性があるのです。二〇一四年三月、私がチェルノブイリを訪れた際にお会いした政府関係者や研究者も子どもの甲状腺がんの原因の一〇～一五パーセントはセシウムも関与していると語っていました。

また、心筋のセシウム137蓄積量と心電図異常の関係を示すデータもありますが、一キロ当たり三八～七四ベクレル蓄積していれば約八割に心電図異常が出ています。ショッキングなデータです。

日本では、このような調査や研究はなされておらず、学校検診の調査結果すら公表されていません。しかし、将来的にチェルノブイリと同様な健康被害が生じる可能性は否定できません。チェルノブイリの教訓から言えるのは、福島県の子どもは長期的な変化として、具体的に骨髄機能が落ち、呼吸機能が悪くな

〔図表16〕病理解剖によってわかった臓器別セシウム137の蓄積量

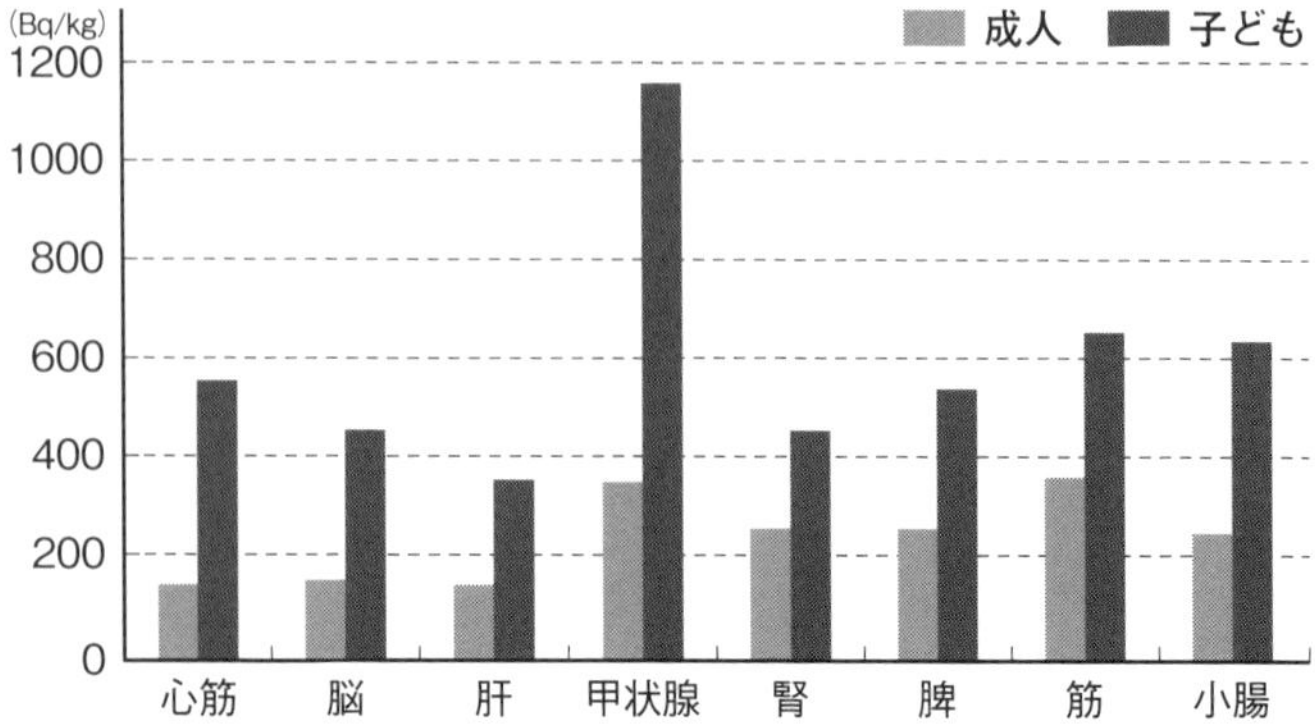

り、早く老化するなどの心配があるということです。ところが、チェルノブイリ事故による子どもの健康被害と比較できるような調査も行なわず、正確なデータも蓄積していないというのが日本の悲しい現実なのです。

衆議院チェルノブイリ原子力発電所事故等調査議員団が二〇一一年の秋にウクライナに調査に行き、ウクライナで二〇〇六年に発行された軍事医学研究所のオリハ・ホリッシナ医学博士の著書『チェルノブイリの長い影―チェルノブイリ核事故の健康被害』を報告書として提出し、衆議院のホームページに公開しました。ぜひ皆さん、読んでいただければと思います。大変深刻な健康被害の実態が書かれています。

3 ICRP(国際放射線防護委員会)の役割は何か

東電福島原発事故から三年半以上経過しましたが、放射線による健康への影響については科学的な議論がなされていないと思います。〝絆〟が強調され、風評被害を抑えることや経済的地域再生を目的とした姿勢で対策が進められ、放射線による健康被害に関してはICRPの報告を基にした情報に終始しています。放射線に関わる多くの医師も傍観者となり、また一部の医師は御用学者となっていることは極めて残念なことです。

放射線の人体への影響に関する基準はＩＣＲＰ勧告が国際的に採用され、わが国もこの勧告にそって法体系がつくられています。ＩＣＲＰは民間のＮＰＯであるにもかかわらず原子力推進政策を推進する勢力から膨大な寄付や利益・便宜を受け、国際的に権威を振りかざして原子力政策を進めるための疑似科学による物語をつくって宣伝し、国民を催眠術にかけているのです。原子力推進派のＩＣＲＰやＩＡＥＡは、広島・長崎の原爆投下により得られたデータを根拠に、急性被ばくモデルによる外部被ばくのみを問題とし、内部被ばくの問題を軽視しています。原子炉の保守・点検・修理・燃料棒の交換などの運転コストを下げ、放射性廃棄物の処分や、原子力施設の廃炉などの費用を抑えるために、国際的に放射線防護体系を緩和しています。

また、常識的に考えれば一度事故を起こせば会社が潰れるような事業に手を出す会社はないはずですが、事故が起こっても会社が存続できるように政府が電力会社に過大な保護と支援を行なっています。また、これまでエネルギー政策予算の八割以上を原子力政策につぎ込んできた結果、原子力に変わる自然代替エネルギーの研究も世界の水準から大きく遅れることとなりました。電力会社を大スポンサーとするメディアも政府の政策に追随し、国民を安全神話と安価神話で洗脳してきました。電力会社から研究資金の援助や寄付金をもらっている学者は、ＩＣＲＰを中心とした国際原子力ムラの代弁者となりました。行政側は御用学者を専門家とか有識者という名前で種々の委員会のメンバーとし、結論ありきでアリバイ工作的に会議を開いては原子力政策を遂行してきました。原発立地地域の住民には原子力交付金という札束をばら撒き、反対の声を抑圧してきました。こうした強固な原子力政策翼賛構造を作り上げて原子力政策を推進してきたのです。

一方、チェルノブイリ事故で被害をこうむった欧州の科学者や市民団体は、ＩＣＲＰの流布している疑似科学・放射線防護体系を批判し、一九九七年にＥＣＲＲ（欧州放射線リスク委員会）を設立しました。その見解の根底にあるものは、イギリスの核施設周辺地域（セラフィールド）の白血病の有意な発生や、チェルノブイリの子どもたちの被害、劣化ウラン弾によって被ばくした湾岸戦争帰還兵やイラクの子どもたちの実態調査をもとに、慢性被ばくも内部被ばくも考慮しようという姿勢です。ＥＣＲＲが採用している慢性被ばくも内部被ばくも考慮したリスク係数から予測すると、今後五〇年間に東電福島原発事故による過剰発がん者は四二万人となり、六二五八人と予測している原子力推進派と大きな違いとなります。どちらが正しいかは歴史が明らかにするとして、リスクに対する考え方や計算の仕方によりこれだけの違いが出てくるのです。

ちなみにＩＣＲＰはがん死亡者数として一万人・一シーベルト当たり一〇〇人としていますが、原子力委員会にもかかわっていたアメリカの科学者であるゴフマンは三七〇〇人としており、三七倍の違いがあります。また、中間の予測値としてはアメリカの科学アカデミーのＢＥＩＲⅢ委員会報告（一九八〇年）が七七～二二六人、ポーランド・イギリスの物理学者でノーベル平和賞受賞者のロートブラットの評価は八〇〇人、放射線影響研究所（一九八八年）は一三〇〇人としています。また、年齢による感受性の差を考慮したゴフマンの評価では、「がん死の危険率」は年齢により大きく異なることも報告されています**〔図表17〕**。国民にはＩＣＲＰの一番低い見積りのデータだけを示して、安全・安心だと言う政府の対応はまったくフェアではありません。

4 原発作業員の被ばくを考える

ＩＣＲＰは被ばくの防護基準を公衆被ばく、職業被ばく、医療被ばくの三つのカテゴリーに分け、それぞれの年間線量限度を勧告しています。**〔図表18〕**に職業被ばくの主なものを示します。

〔図表17〕ゴフマンによる放射線の年代別感受性

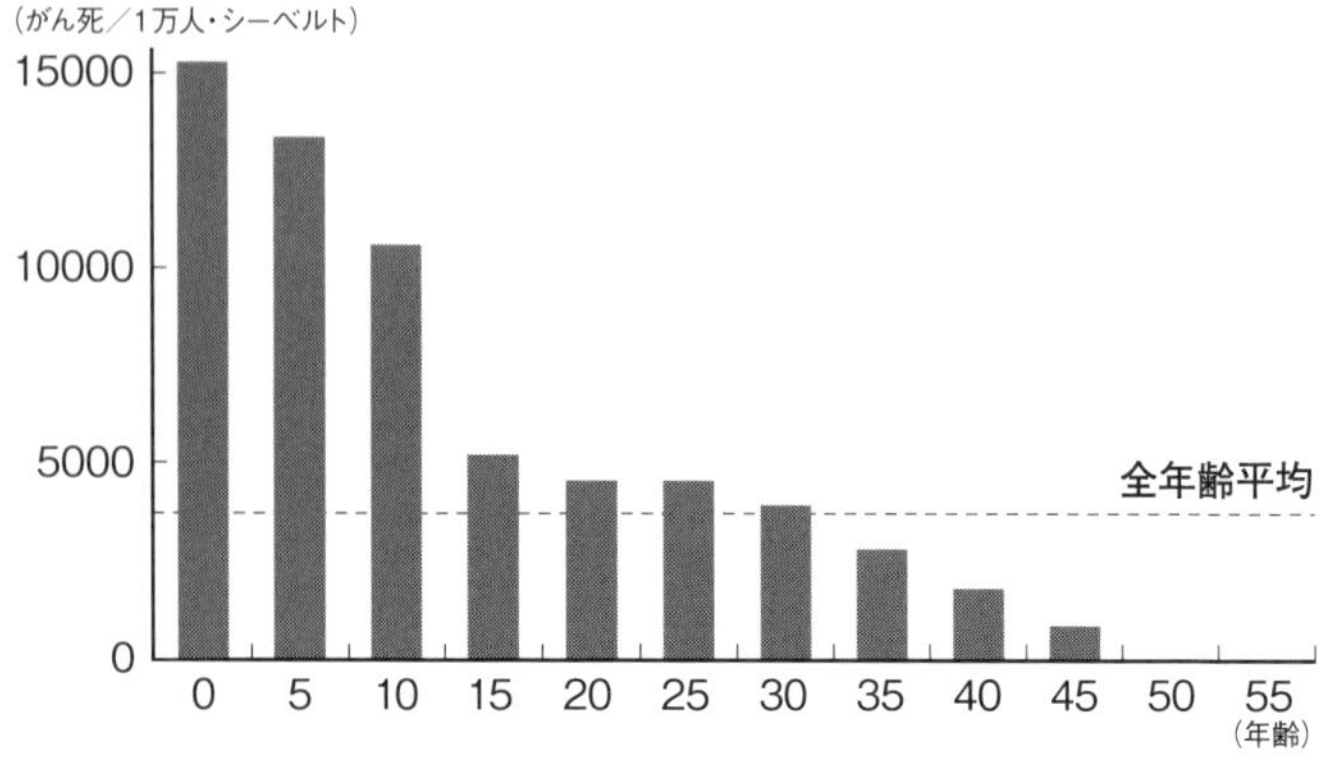

一般の人たちは一般公衆ですので年間線量限度は一ミリシーベルトです。これも長い歴史のなかで徐々に下げられ、一九九〇勧告で年間一ミリシーベルトとなりました。

職業被ばくは一般公衆被ばくの二〇倍に設定され、年間線量限度は五年間で一〇〇ミリシーベルト、平均すれば年間二〇ミリシーベルトです。しかし、毎年ほぼ一様に被ばくする場合は生涯線量が約一シーベルトを超えないようにするため、五年平均で二〇ミリシーベルトとし、その間の一年間に五〇ミリシーベルトを超えてはならないとしています。

また、女性の職業被ばくは男性と区別されていませんが、妊娠と判明した時点から出産までの期間中に腹部の表面で二ミリシーベルトと勧告されています。

なお、医療被ばくに関しては、診断や治療をするメリットが優先されるので、基本的には限度は設定していません。

また、原発作業員はガラスバッチ等の個人線量計を携帯してモンタリングされ、教育訓練や毎年一二カ月を超えない期間

〔図表18〕放射線業務従事者に対する線量限度（ICRP）

実効線量		100mSv/5y （1年間に50mSvを超えない）
等価線量	眼の水晶体	150mSv/年
	皮膚	500mSv/年
妊娠可能な女子の実効線量		3ヶ月につき5mSv
妊娠中である女子の線量限度 （出産までの期間）		腹部表面の等価線量2mSv 内部被ばくについて1mSv

の健康診断も義務づけられています。しかし事故後、政府は作業員の被ばく限度を急遽二五〇ミリシーベルトにしました。五〇〇ミリシーベルト程度で白血球が低下するとされていますので、さし当たっては放射線の影響は出現しない線量です。しかし、染色体異常や晩発性疾患としてのがんや慢性疾患の出現は否定できません。事故収拾のためとはいえ、なんともご都合主義的な対応です。

事故直後、放射性医薬品を扱っている某会社が、セシウムの腸管からの吸収を少なくして被ばくを少なくするというカプセル薬（ラディオガルダーゼ）を大量に緊急輸入して準備し、無償提供を申し出ましたが、なぜか政府は配布を許しませんでした。まさに事故直後から棄民政策を行なっていたのです。この飲み薬は、別名プルシアンブルーと言われるもので、体内に取り込んだセシウム137を、腸管で吸着（イオン交換）することにより、便として体外へ排泄させる体内汚染除去剤です。今からでも、せめて原発事故の収拾にあたっている労働者には飲ませるべきだと思うのですが、知識がないのか労働者の健康に関心がないのか、まったく検討されていません。

労働力に関しては極めて深刻です。チェルノブイリでは事故を起こした原発を石棺で覆い、一〇〇年後に溶融した燃料棒の堆積物（デブリ）の取り出しを考えています。また事故直後は別として、主に軍人が国の命令で仕事に従事しました。そして死亡した場合は勲章が与えられました。しかし、福島原発の場合は汚染水もじゃじゃ漏れの状態が続いているばかりか、格納容器も破損しているためデブリの取り出しは容易ではありません。三〇〜四〇年のロードマップではとても収拾できるとは思えません。労働者の被ばくを考慮すれば、おそらく一〇〇〜三〇〇年の時間を要すると思います。

ところが、現場作業員は下請け・孫請けはまだしも、六次、七次下請けやヤクザが労働者を掻き集めてピンハネしている実態は海外の失笑を買っています。今後は東南アジアから労働力を集めたり、日本も徴兵制にして労働力を確保するような事態になりかねないと思っています。それほど事態は深刻なのです。

5 地域住民の健康管理はどうなっているのか

事故直後、国立がん研究センター嘉山孝正理事長（当時）が大量に準備したガラスバッジは、やはり政府レベルで配布を止められました。しかし今になって、帰還を促すために住民にガラスバッジを配りだしました。ガラスバッジによる測定値は、放射線が飛んでくる方向にも左右されますので、うまく使っても空間線量率からの被ばく推定値の六〜七割となります。また事故直後のように線量が高い場合は、ガラスバッジはそれなりに被ばく線量の評価手段として使用できます。しかし、三年以上も経過した今では、実際に被ばくした線量の四分の一程度しか検出できないし、さらに線量が低い地域では検出限界（一〇マイクロシーベルト）の問題もあり、実際の二〇分の一以下となるとも言われています。低く出た測定値を振りかざして為政者は帰還政策の一つとして利用しようとしているとしか考えられません。

　みなさんも目にしたことがあると思いますが、病院には、放射線発生装置のある部屋のドアに「放射線管理区域」という看板がかかっています。一メガエレクトロボルト以下の診断用の放射線の標識は白い看板、一メガエレクトロボルト以上の高いエネルギーの放射線発生装置の場合は黄色い標識です。標識の三つの三角形はアルファ線、ガンマ線、ベータ線を表しています〔図表19〕。

　放射線管理の法律では、三カ月で一・三ミリシーベルト以上の放射線を管理区域の外に出してはいけないという規定があります。三カ月に一・三ミリシーベルトということは年間に直すと五・二ミリシーベルト（一時間当たり〇・六マイクロシーベルト）です。年間二〇ミリシーベルト（一時間当たり二・二八マイクロシーベルト）ということは、放射線管理区域の境界の三・八倍、

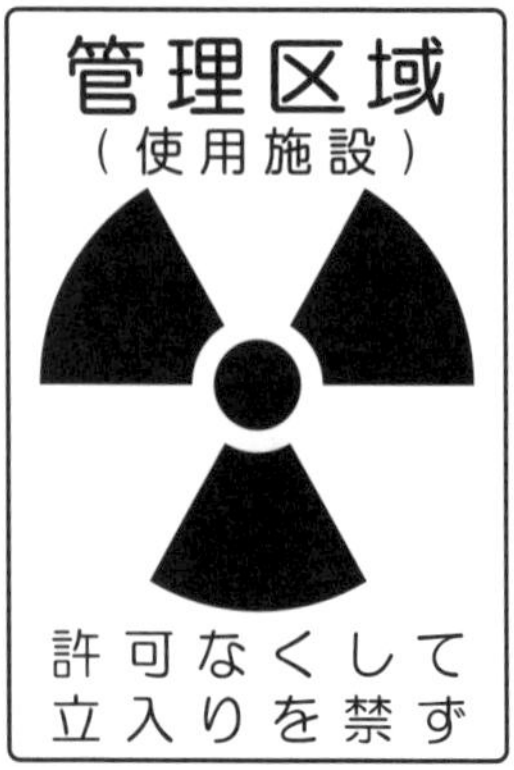

〔図表19〕放射線管理区域の標識

約四倍の線量です。ですから、政府が帰還の基準として福島県民に強いている「年間二〇ミリシーベルト以下なら住んでもいい」という数値は、法律違反なのです。

さらに放射線管理区域では、二つの大きな縛りがあります。一つは労働基準法で、そういう危ないところでは一八歳以下の人は働いてはいけません。もう一つは医療法で、放射線管理区域の中では飲み食いしてはいけないのです。今、そういうところに、幼児や小学生や妊婦も住んで、飲食しています。国が法律違反をしている事態なのです。

また法律では、一平方メートル当たり四〇キロベクレル（このときの線量は一時間当たり一・三二マイクロシーベルトとなり、年間線量に換算すれば一・一四ミリシーベルト）の地域では防護服を着用することになっています。この基準から言えば、福島県に住むためには防護服の着用が必要なのです。そして、この事態がずっと続くのですからトンデモナイ話なのです。

放射線の確率的影響に関しては、すでにお話ししたように「しきい値なしの直線仮説」が国際的なコンセンサスとなっていますが、日本政府は年一〇〇ミリシーベルト以下では過剰発がんはないとし、「年二〇ミリシーベルトで安全に帰還」という立場で復興を目指しています。これは年一～二〇ミリシーベルトの線量地域で生活することによる健康被害の人体実験そのものであり、福島県民の人権を無視した棄民政策です。

チェルノブイリの避難基準では、年五ミリシーベルト以上の地域は全員強制避難です。また年一〜五ミリシーベルトの地域は住んでも移住してもよいとし、本人に選択を認める移住権利ゾーンとしています。さらに注意してほしいのは、チェルノブイリでの年五ミリシーベルトの考え方は、外部被ばくが三ミリシーベルト、内部被ばくが二ミリシーベルトと考え、合計年五ミリシーベルトなのですが、日本では外部被ばくだけの数値です。

国連の人権理事会特別報告者アナンド・グローバー氏は日本政府に対して人権に基礎を置き、低線量被ばくの影響を重視して、一ミリシーベルトを基準とする住民への施策を拡充するよう、抜本的な政策転換を求める勧告を出していますが、日本政府は聞く耳を持たずの姿勢です。

一〇〇歩譲って外部被ばくだけで空間線量率年五ミリシーベルトとしたら、一応は放射線管理区域の境界（年間五・二ミリシーベルト）外に住むことになります。せめて放射線管理区域外に出すぐらいの基準を国は設定すべきです。年一〜五ミリシーベルトの範囲は移住権利区域として、高齢者が住みたいといったら住んでよいとし、移住したければ支援するという柔軟な対応が必要です。

6 甲状腺がんの問題を考える

原発事故の直後、福島医大のスタッフは全国から安定ヨウ素剤を掻き集めて自分たちだけは服用しました。また、福島県民健康管理センターは基礎となるヨウ素の線量測定をしなかったということを不問とし、後からの推定線量で一〇〇ミリシーベルト以下であり、五〇ミリシーベルト以上の人もほとんどいなかったと発表しています。だから甲状腺がんの発がんも考えにくいと言うのです。

しかし、福島県の健康管理の責任者となった山下俊一医師は、二〇〇九年の日本臨床内科医会会誌（二三巻五号）に掲載された「放射線の光と影」という講演録で、チェルノブイリの二〇万人の子どもたちの大規模調査をふまえ「小さい段階でみつけてもすでに局所のリンパ節に転移があります」と述べ、また「一〇から一〇〇ミリシーベルトの間で発がんが起こりうるというリスクを否定できません」と書いています。実際、ウクライナの小児甲状腺がん（一九八六～九七年診断例）の甲状腺被ばく線量の報告では、三六パーセントが五〇ミリシーベルト未満であり、五一・三パーセントは一〇〇ミリシーベルト未満であったとされているのです（Tronko MD et al.: Cancer. 86 (1): 149-56, 1999.）。

ところが、山下医師は、東電福島原発事故後は一〇〇ミリシーベルト以下では発がんのリスクがないと自らの見解を翻し、「笑っていれば放射線の障害は出ない」と笑って語っています。こうした人が、責任者であれば、国民は信用しないのは当然です。

約半年後に福島県民健康管理センターで事故当時一八歳以下だった子ども三六万人を対象に超音波診断装置による甲状腺検査を開始しました。二〇一四月六月一〇日の「県民健康調査」検討委員会第三回「甲状腺検査評価部会」において、受診した約二九万人のうち九〇人が悪性または悪性疑いと診断され、五〇人が摘出手術で甲状腺がんと確定しています。それが原発事故による放射線に由来するものかどうかが議論されていますが、福島県民健康管理センターは、スクリーニング効果（それまで検査をしていなかった人々に対して一気に幅広く検査を行なうと、無症状で無自覚な病気や有所見（正常とは異なる検査結果）が高い頻度で見つかること）だと説明しています。つまり、チェルノブイリでは、子どもの甲状腺がんは事故の四～五年後から発生しており、福島で発見された甲状腺がんは放射線に由来するものではなく、無症状の時期に進歩した診断装置を使用しているので発見率が高くなったのだと主張しているのです。

一方で、有病期間も考慮した統計学的手法によって、被ばくによる異常ながんの多発であるとする主張もあります。統計学で比較データとしているがん登録では、小児甲状腺がんは一〇〇万人に二～三人程度とされています。しかし、このデータは不完全ながん登録の数字です。小児甲状腺がんの治療を行なって登録された一部の患者数をその年齢層の全人口で割ったものであり、比較できるデータとは言えません。潜伏がん（死後の解剖で発見されるがん）の代表である甲状腺がんがこの程度の数字とは考えにくく、また「有病率」と「発症率」と「発見率」の違いも考慮して検討されるべきです。

第1章2で述べたように、腫瘍の大きさは、がん細胞の倍加時間（がん腫の違いで一～三カ月と異なる）と、がん組織内の細胞分裂している増殖分画（がん腫の違いで六～九〇パーセント）により決まります。一センチ大の腫瘍は約一グラムで約一〇億個の細胞の塊です。単純に細胞分裂の回数だけの計算でも二の三〇乗（2^{30}）で約一〇億個となり、この時間的な増大スピードを考えれば、一～二年で一センチのがんにはなりません。

一般的に医学で言われている放射線誘発悪性新生物が発見されるまでの年数は、白血病で七年、固形がんで一〇年前後ですが、この年数も従来の画像診断のレベルで言われていたことですから、もっと早く小さながんが見つかる可能性はあります。ＣＴ等の画像判断の進歩で五ミリ～一センチ程度のがん病巣も発見できるようになったため、これまでなら一〇年後に三センチ程度になって発見されていたものが、より早期に発見できるようになったからです。さらに甲状腺組織は充実性の一様な構造の組織なので、超音波装置などでは五ミリ程度の腫瘍も発見できるので、五年前後で放射線誘発がんを発見できるようになっています。

こうした最近の診断学の進歩や、一様な充実組織で最も小さいがんも発見できる甲状腺という臓器の特異性を考えれば、一〇年といわず数年で誘発がんを発見できるかもしれません。しかし、一～二年で一センチ以上のがんになることは考えにくいのです。

チェルノブイリで早く出現した甲状腺がんは、最も放射線の影響を受けやすい事故当時〇～三歳の小児であり、そのため四～五年後に発見されています。ですから、この潜伏期間で発見されても不思議ではありません。しかし、福島の検診では、男女比は男三二人対女五八人、平均年齢は一六・九±二・七歳（八～二一歳）、震災当時一四・七±二・七歳（六～一八歳）で、平均腫瘍径一四・二±七・四ミリ（五・一～四〇・五ミリ）です。また、二〇一一年に検査した四万人余りの中から一五人（二七七〇人に一人）が発見され、二〇一二年は五〇人（一三万九二三九人中五〇人＝二七八四人に一人）発見されました。三〇〇〇人に一人程度は甲状腺がんの有病率として自然発生の確率とも考えられるのです。

放射線による確率的影響としてのがんは、一般論として、被ばく線量が高ければ発生頻度は高くなり、また早期に出現しますが、線量が少なければ発がんは遅れます。この点を考えると、もし現在発見されている甲状腺がんが放射線に起因するものであるとしたら、極めて高い被ばく線量であったことになりますし、また超スピードがんですから増殖が速く、転移も多くなり、リンパ節転移や肺や骨への遠隔転移も生じます。

治療方法としては、転移した病巣がヨウ素を取り込む性質を利用して、放射性ヨウ素（I－131）の服用治療が必要となります。この治療は非密封線源を利用した治療ですので、排泄物などの管理のための施設設備も必要ですが、福島県内にはこうした治療ができる病院はありませんので早急に対応すべきでしょう。

また、この第三回「甲状腺検査評価部会」において、リンパ転移や反回神経麻痺をともなう子どもが多く、過剰診療ではなく手術の必要性があった子どもを手術しているという発言がありました。それが事実ならば、大人の通常の甲状腺がんの経過とは異なり、子どもの甲状腺がんは別の経過をたどる可能性も否定できず、慎重な対応が望まれます。

ヨード摂取状態には生活環境や民族的な違いもあり、多くの要因が絡んだ状況のなかで一つの医学的結論を引き出すことは簡単ではありません。昆布の出汁でわかめの味噌汁を飲んでいる日本人は、ほぼ日常生活のなかで甲状腺は飽和されており、原発事故時に放出された放射性ヨウ素の摂取は、チェルノブイリ事故における子どもたちの被ばくよりは少ないのではないか、また発がんが生じるとしても、チェルノブイリ事故よりも長い期間を要するのではないかと考えられます。

しかし最近、山田耕作氏と渡辺悦司氏は、海外でのデータも採用して、東電福島原発事故による放射性核種の放出量を、①大気中への放出、②汚染水中への漏出、③海水への直接流出を一体として評価するという方法論で分析し、チェルノブイリ事故と比較した報告を行なっています。それによると、東電福島原発事故は、政府の事故直後からの評価のようにチェルノブイリ事故の「一〇分の一程度」では決してなく、二倍超から二十数倍の規模であり、またネバダ核実験場での地上核実験の爆発総出力と比較しても、大気中放出量の換算爆発出力は、その三・六倍であるとしています。

これが正しいとすれば、考えられている以上に甲状腺も被ばくしていることとなり、早期の発がんがあっても不思議ではありません。ちなみに、手術された子どもたちの多くは頸部リンパ節転移が高頻度に見られるという、大人の甲状腺がんとは異なる様相を示しているとしたら、比較的早期に発がんが生じる可能性は否定できないし、また子どもの甲状腺がんのナチュラルヒストリーはまったく別のものとして考えを改めなければなりません。

日常生活のなかでヨウ素摂取量が多いほうが甲状腺がんとなりやすいのか、あるいはなりにくいのかについてもしっかりとしたデータはありません。本当に我々はわかっていないことが多いのだと謙虚になるべきです。

なお、被ばく由来の甲状腺がんのグループでは約四割の人が、染色体の検査で「7q11

（七番染色体のq11領域）」のコピー数増加が起こっているという報告が二〇一一年にドイツで行なわれています。こうした染色体の検査もがんと判明して切除した標本に対して行なうべきです。

スクリーニング効果だけを強調するだけでは説得力がありません。被ばく線量もまともに測定されていないのが現実なのです。被ばくした以上、今できることは精度の高い検査を淡々と行なうことです。甲状腺検査をしても本人や保護者に何も説明せず、画像も渡さないのでは不信感が強まるのは当然です。甲状腺検査の画像データは本人や保護者に渡し、進学や就職や移住によって住む地域が変わっても長期間の検査を受けられる体制の構築が必要なのです。

原発事故による健康被害対策を厚労省が環境省に丸投げしたため、福島県外の人の検査に対する診療報酬上の対応も決まっていません。そのため、移住した人や福島県外の人の検診は保険診療とはならず、がん検診と同様で全額自己負担です。このような適切な健康管理が行なわれていない事態こそ改善すべきです。また、セシウムはカリウムと類似した体内動態であり、ほぼ全臓器に取り込まれますが、子どもの場合は甲状腺に最も多く取り込まれることから、汚染地域に住み続けることが甲状腺がんの発生を助長する可能性は否定できず、長期的な対応が望まれます。

7 内部被ばくの影響を知ろう

原発事故の直後に東京電力の社員三人が二五〇ミリシーベルト以上被ばくし、すぐに放射線医学総合研究所に搬送されて検査されました。新聞によると、被ばく線量は、三〇代社員六七八ミリシーベルト（外部被ばく八八ミリシーベルト、内部被ばく五九〇ミリシーベルト）、四〇代社員六四三ミリシーベルト（外部被ばく一〇三ミリシーベルト、内部被ばく五四〇ミリシーベルト）、二〇代社員三三五ミリシーベルト（外部被ばく三五ミリシーベルト、内部被ばく三〇〇ミリシーベルト）でした。二〇代の男性は外部被ばくよりも内部被ばくが八・五倍も多かったのです。これだけ見てもわかりますが、内部被ばくを隠さなければ被ばく線量が多くなり、原子力政策を進めるうえで労働者を働かせることができなくなります。

ＩＣＲＰが一九五〇年にできた当初、外部被ばくを扱う第一委員会と、内部被ばくを扱う第二委員会がありました。ところが一年後に内部被ばくの委員会の審議を中止しました。なぜでしょうか。内部被ばくの委員会から報告書が出てきたら、原子力政策を進められなくなるからです。廃止された内部被ばく委員会の初代委員長であるカール・モーガンは、二〇〇三年に出版された著書『原子力開発の光と影』（昭和堂）の中で、「ＩＣＲＰは原子力産業界の支配から自由ではない。（中略）この組織がかつて持っていた崇高な立場を失いつつある理由がわかる」と書いています。このようにして内部被ばくを隠蔽する歴史が始まっているわけです。

病院で日常的にみなさんに使われる注射器は、実は二万グレイ（Gy）の放射線を使って滅菌処理されています（グレイは、「もの」が単位質量あたりに放射線から受けるエネルギー量を示す値であり、吸収線量と呼ばれます。一グレイは物質一キログラム当たりに一ジュール（J）のエネルギーを吸収したということを意味しています）。注射器だけでなく医療器具は放射線で滅菌されていますが、私たちはそれを使っても影響を受けることはありません。外部被ばくというのは、一度物体を突き抜けて、それで終わりだからです。

人体への放射線の影響を評価するにはシーベルト（Sv）という単位を使います。しかし、シーベルトという値は、体重計や身長計などのように実際に測ったものではなく、放射線が全身に均等に当たっていると仮定した極めて不確実な「推理値」なのです。

そして内部被ばくについても、外部被ばくと同様に身体の臓器に均一に吸収されると仮定して計算されているのです。しかし、内部被ばくの影響は、それでは正確にとらえられません。アルファ線は四〇ミクロン程度しか飛びませんし、ベータ線も周囲数ミリの細胞にしか当たりません。ですから実際に放射線が当たるのは、アルファ線やベータ線を出す物質の周辺の何層かの細胞であり、アルファ線やベータ線による内部被ばくの場合は、一キログラムの塊に放射線は届くことはないのです。正確には、実際に当たっている細胞集団の線量を計算すべきなのですが、全身化換算して表現するために、内部被ばくの線量は極めて低い値となります。

たとえて言えば、目薬を口から二〜三滴投与した投与量を全身化換算しているようなものです。目薬は眼に点すから効果や副作用があるわけですが、それを口から二〜三滴飲んでも全身的にみればまったく影響ない量であることはおわかりでしょう。線量が同じであれば、外部被ばくも内部被ばくも影響は同等と考えると取り決められているので、内部被ばくは問題となる線量にはならないとされてしまうのです。こんな計算上のトリックがなされています。ＩＣＲＰの考え方は、**〔図表20〕**に示すように、吸収線量が同じであれば、総損傷数は同じと考え、発

〔図表20〕外部被ばくと内部被ばくの線量分布の違い

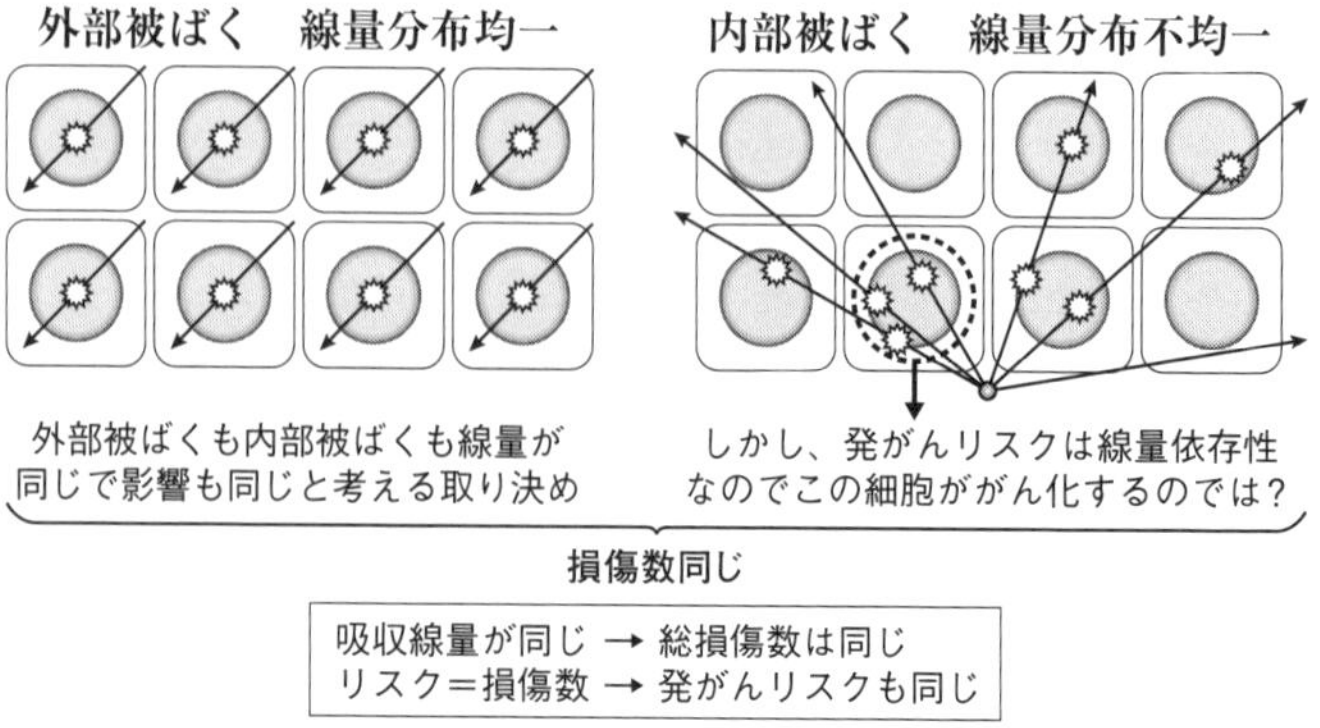
外部被ばく　線量分布均一
内部被ばく　線量分布不均一
外部被ばくも内部被ばくも線量が
同じで影響も同じと考える取り決め
しかし、発がんリスクは線量依存性
なのでこの細胞ががん化するのでは？
損傷数同じ
吸収線量が同じ → 総損傷数は同じ
リスク＝損傷数 → 発がんリスクも同じ

がんのリスクも同じと考えています。

　しかし、内部被ばくでは線量分布は極めて不均一であり、細胞によって被ばく線量は大きく異なります。まったく当たっていない細胞が多いのです。全身化換算された線量が実は限局した小細胞集団にのみ当たっているのです。

　発がんは線量依存性があると考えれば、数少ない細胞でもたくさん被ばくした細胞ががん化してもまったく不思議ではないのです。ですから、甲状腺がんは内部被ばくそのものによるものですが、少ない甲状腺等価線量でも発がんが見られるのです。また、熱量換算による被ばく線量で人体の分子レベルの変化は説明できないし、内部被ばくの線量を外部被ばくと同様に一キログラム当たりのエネルギー値として評価することは無意味なのです。

　また、分裂している細胞は細胞周期のどの時期にあるかによっても影響が大きく異なります。分裂準備期であるG２期と分裂期であるM期は放射線感受性が高いのですが、内部被ばくのような連続的に被ばくを受ける場合には確実にG２期とM期の細胞にも放射線が当たり影響されます〔図表21〕。

　低い線量だったら人間の身体には免疫力があり、回復力があるので人体に影響はないとする考え方もありますが、内部被ばくでは連続的に照射されますので、細胞周期の問題を考慮すれば無視はできなくなります。

よほどの大量被ばくでないかぎりは、放射線による細胞死は分裂死であり、分裂の過程で死滅します。死滅しないまでも損傷した遺伝子は継代的に引き継がれ、何代か後に、遺伝子の異常にともなう発がんや先天障害などいろいろなトラブルが起こってくるのです。

さらにICRPの信者たちの中でまったく語られていないのがエネルギーの問題です。人体内の電気信号は5～7エレクトロンボルト（eV）の世界であり、医療用エックス線は一〇〇キロエレクトロンボルト（KeV）の世界です。しかし核反応生成物はメガエレクトロンボルト（MeV）の高エネルギーの世界であり、このエネルギーの違いも考慮しなければなりません。汚染水に大量に含まれているトリチウムについて、トリチウムはエネルギー（平均五・七キロエレクトロンボルト）が低いので問題はないと政府は弁明していますが、それでも人体の分子結合の一〇〇〇倍以上のエネルギーです。ましてやセシウム137だったら、六六二キロエレクトロンボルトという約一〇万倍の

〔図表21〕細胞周期と放射線感受性

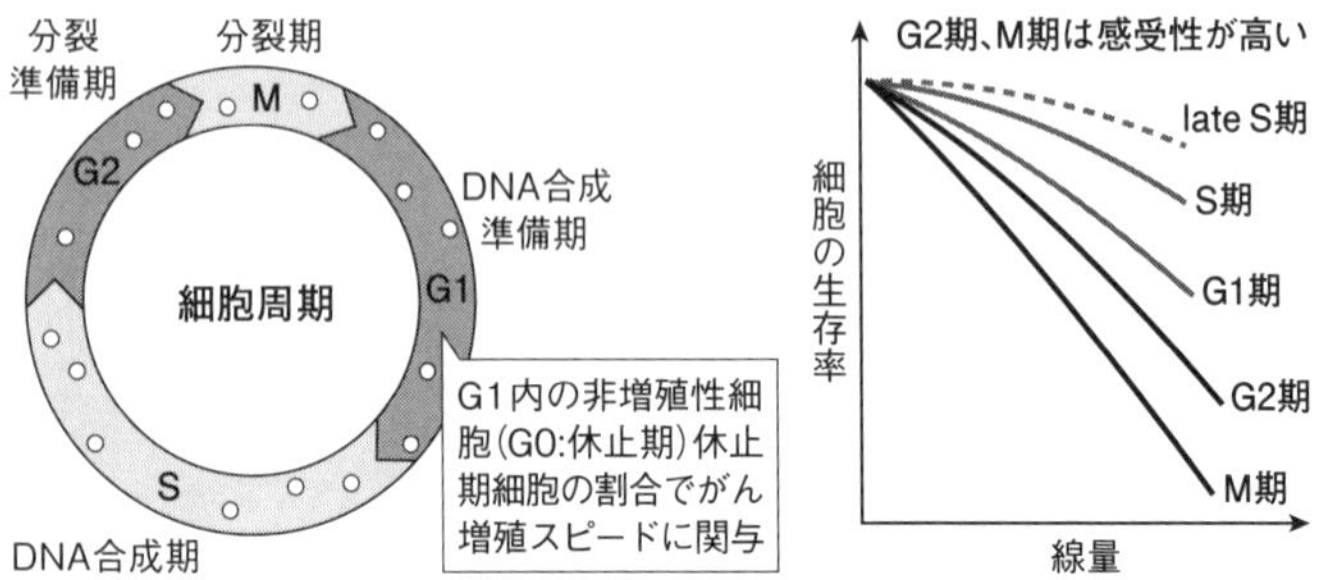

内部被爆による連続照射ではG2・M期の細胞にも確実に照射され影響大

エネルギーなのですが、こうしたことは不問にされています。

低線量の放射線の影響としては、バイスタンダー効果（照射された細胞の隣の細胞も損傷されることがある）とか、ゲノムの不安定性（細胞およびその子孫内の継続的、長期的突然変異の増加）とかミニサテライト突然変異（遺伝で受け継いだ生殖細胞系のＤＮＡが変化する）が生じることもわかっています。

また、ＬＥＴ（Linear Energy Transfer, 線エネルギー付与）の問題もあります。これは同じ放射線でも線質によって放射線が通る軌道に沿ってフリーラジカル（がんなど多くの病気の原因となる原子や分子）を生成する度合が異なり、細胞に対する影響の度合いが異なるというものです。ＬＥＴの高い順に並べると、①核分裂生成物＞②低原子番号の原子核＞③アルファ線＞④中性子線＞⑤低エネルギーの陽子線、電子線、エックス線、ガンマ線＞⑥高エネルギーの陽子線、電子線、エックス線、ガンマ線となり、核分裂生成物からの高ＬＥＴ放射線は最も細胞障害性をもっています**〔図表22〕**。

〔図表22〕LET（Linear Energy Transfer, 線エネルギー付与）の説明

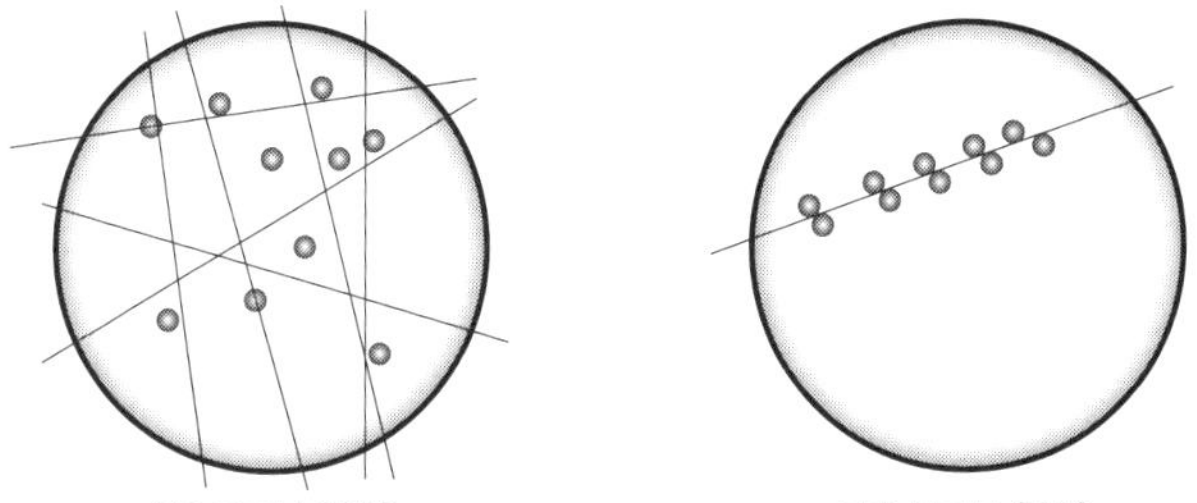

低LET放射線
まばらにしかラジカルを
生成しない放射線⇒修復しやすい
X線・γ線・β線

高LET放射線
同じ線量でも細胞に集中して影響
中性子線・α線・陽子線・重粒子線

さらにもっと根本的な問題があります。放射線の単位の一つであるグレイは「一キログラムの物質に一ジュールの熱を与えたら一グレイ」と定義されています。一ジュール(J)はカロリー(cal)にすれば、〇・二四カロリーです。実効線量のシーベルトとは、放射線の種類によって人間が受ける影響度が違うので、放射線荷重係数で補正して組織に対する影響を考え等価線量として表現します。エックス線やガンマ線やベータ線は一グレイが一シーベルトですが、アルファ線は一グレイが二〇シーベルトとされています。原爆時のアメリカの公式見解では、全身被ばく七シーベルトが致死線量とされています。しかし、この七シーベルト(七グレイ)をエネルギーに換算すると、六〇キログラムの体重の人では、[七ジュール×六〇キログラム=四二〇ジュール]であり、カロリーにすると[四二〇÷四・一八四≒一〇〇カロリー]になります。つまり、七グレイとは熱量に換算すれば、一〇〇カロリーです。お握り一個分のカロリーにもなりませんが、放射線で一〇〇カロリー摂取すれば全員死ぬということになってしまいます。物理学上の放射線の単位では、生体の分子レベルの生物学的な現象をまったく説明できないということです。こんな根本的な問題があるのです。

次に、内部被ばくの測定に関してお話しします。実際に行なう測定法としては、ホールボディカウンタによるものが一般的ですが、これはガンマ線だけしか測定できませんし、精度の高いホールボディカウンタでも検出限界は二五〇ベクレル程度です。詳細なセシウムの測定には尿などを検体とし測定する必要があります。

アルファ線やベータ線の内部被ばくの測定はまったく別の測定法が必要です。ストロンチウム（Sr）はバイオアッセイにより測定します。この方法は手間暇もかかり、検査料も高額となるためか今回の原発事故の被ばく線量の測定ではほとんど行なわれておらず、極めて不適切な対応でした。そのため、しっかりとした住民の被ばく線量の把握さえされていないのです。甲状腺がんのところでもふれたように、染色体異常のチェックも望まれますが、これもまったく行なわれていません。

8　鼻血論争について

最近、『ビッグコミックスピリッツ』（小学館）の「美味しんぼ」という漫画で描かれた福島での放射線被ばくによる「鼻血」が話題となり、鼻血論争が起こりました。この論争を通じて明らかになったことは、政府・行政が血眼になって原発被害を狭小化したいという姿勢であり、まったく無知な政治家や大臣が立場だけで発言することや、ＩＣＲＰの盲信者たちが自分たちの頭脳で理解できないことは「非科学的」と否定する科学者としての謙虚さのカケラもない姿勢です。実際、事故後は鼻血を出す子どもが多かったのです。その現実には勝てないので多くの学者は沈黙していましたが、急性期の影響がおさまって鼻血を出す人が少なくなったことから、鼻腔を診察したこともないと思われる専門家と称する学者たちは政府や行政も巻き込んで、放射線の影響を全否定する発言をしました。これはまさにＩＣＲＰの疑似科学盲信者の科学的研究姿勢の欠如と、原発推進者たちの事実の隠蔽にほかなりません。

しかし、こうしたいまだ解明されていない鼻血や全身倦怠感などの症状については、ＩＣＲＰの基準では理解できないのです。ＩＣＲＰの論理からいえば、シーベルト単位の被ばくでなければ血液毒性としての血小板減少は生じないので鼻血は出ないというわけです。しかし、シーベルト単位の被ばくをした場合は大変深刻で、出血傾向による諸症状が出現し、鼻血どころではなく、歯磨き時に歯茎からも出血しますし、紫斑も出るし、消化管出血や脳出血なども起こり致命的となることもあります。この問題は、局所の被ばく等価線量を全身の実効線量に換算するＩＣＲＰの考え方や、内部被ばくを軽視する姿勢では説明がつかないのです。

しかし、現実に血小板減少が無くても、事故直後、それまで鼻血を出したことがない多くの子どもが鼻血を経験しました。伊達市の保原小学校の『保健だより』には、「一学期間に保健室で気になったことが二つあります。一つ目は鼻血を出す子が多かったこと。……」と通知されています。またDAYS JAPANの広河隆一氏は、チェルノブイリでの二万五〇〇〇人以上のアンケート調査で、避難民の五人に一人が鼻血を訴えたと報告しています。こうした厳然たる事実があるのです。私も札幌に避難してきた母親たちから、子どもの鼻血について聞いています。

この鼻血の問題は、次のように考えられます。通常は原子や分子は何らかの物質と電子対として結合し存在しています。

セシウムやヨウ素も例外ではなく、呼吸で吸い込む場合は、塵などと付着して吸い込まれます。このような状態となれば放射化した微粒子の状態となり、湿潤している粘膜に付着して局所的に放射線を出すことになります。放射性物質は土砂や塵など何らかの物質と結合して塩化物や酸化物や水酸化物となり、微粒子的なものとなって空気中に存在していることを示す事例があります。二〇一四年四月に東京で開催された放射線像展では多くの日常品（軍手、スリッパ、長靴、など）や動植物に放射性微粒子が付着し汚染されている写真が展示されていました。長靴は二〇一三年一〇月に浪江町大堀地区で採取されたものですが、放射性微粒子が付着し線量は二五五cpm（一分間あたりの放射線の計数率）カウントされており、セシウムが放射性微粒子として存在しているということを示しています。〔図表23〕は、南相馬市の大山弘一市会議員から依頼されて測定したイメージングプレート（デジタル画像用のフィルム）像で、セシウムホットパーティクルを描出したものです。二〇一三年七月に南相馬市原町区の某小学校前で一〇日間大気を吸着したフィルターをイメージングプレートに三日間密着させて現像した画像です。今でも放射性微粒子は生活空間に飛散しているのです。こうした放射性微粒子が大気中に飛散しており、人間はこうした放射性塵やほこりを呼吸により鼻粘膜に取り込み被ばくすることになります。微量な放射線量でも極限で考えると、原子の周りの軌道電子を叩きだし電離を起こします。

そのため一瞬突き抜けるだけの外部被ばくとは異なり、内部被ばく的な被ばくとなるのです。事故後に生じた鼻血もこうした大気中に浮遊した塵と結合したセシウムホットパーティクルを吸い込み、湿潤した鼻腔粘膜に付着したため局所的に被ばくしたことによるものと考えられます。筑

〔図表23〕大気中に飛散している放射性微粒子

イメージングプレートで
3日間測定

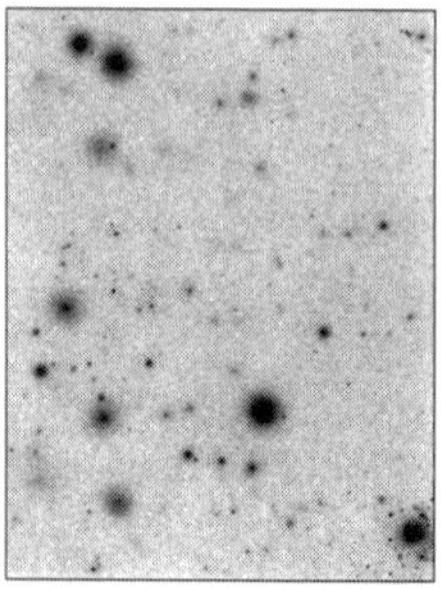

同じイメージングプレートを約1/10
まで感度を落としノイズを除去

※南相馬市原町区立石神第２小学校前で（2013年7月26日から10日間）吸引（32.368㎥）したハイボリュームダストサンプラー（地上1m）を測定

波の気象研究所で事故後の大気中の浮遊塵を捕集した研究で、放出されたセシウムを高濃度で含む不溶性の球状微粒子についての報告が『Ｎａｔｕｒｅ』の電子版に掲載されています〔図表24〕。

これが体内に影響するわけです。ＩＣＲＰは低線量被ばくの影響をブラックボックス化していますが、かなり考え方を変えるべきだと思いますし、このセシウムホットパーティクルの存在で低線量被ばくによる諸症状の説明がつきます。ＰＭ二・五が危ないのは、そのくらいのサイズから肺に入って末梢の肺胞に沈着し、肺がんが増えるからです。一ミクロン以下のサイズの微粒子は、マクロファージが取り込んで血管の膜を通過します。放射化した微粒子も血管、胎盤のなかも通るため、ぶらぶら病などの体調不良もそれで説明がつくのです。

原発事故で放出されたセシウムを高濃度で含む不溶性の球状微粒子についての上記論文（Kouji Adachi, et al:

〔図表24〕セシウムホットパーティクル

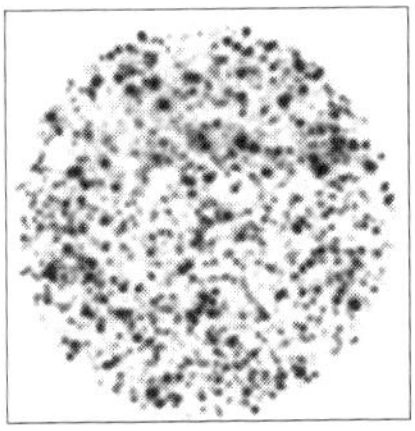

2011.3.15.
イメージングプレートで
検出された放射性粒子

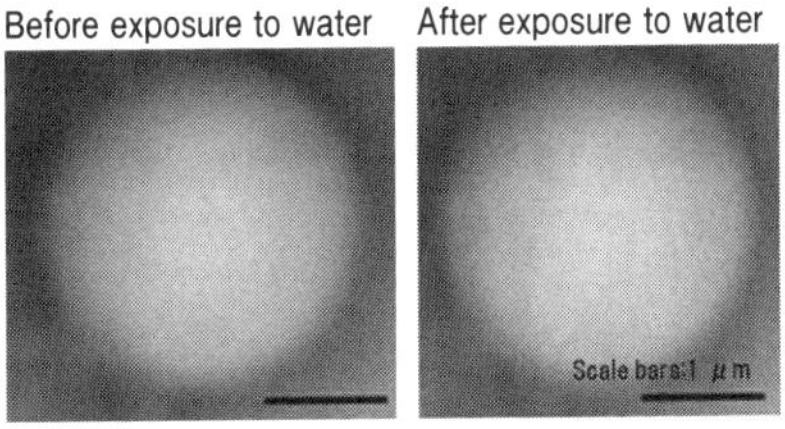

“Cs Particle”を水に漬けた後で回収し表面形状を走査型電子顕微鏡によって観察したが、変化はなく、不溶性（難溶性）と判断できる

Scientific Reports Volume: 3, Article number: 2554: 2013. 8. 30.）では、イメージングプレートを用いた観察で放射性微粒子が画像として映し出されており、走査型電子顕微鏡に装着されたエネルギー分散型エックス線スペクトロメータ分析では、セシウムが明瞭に認められています。また、セシウムを含む微粒子は球形で直径二・六ミクロンで、不溶性（難溶性）となっていることも報告されています。

健康への影響としては、不溶性の放射性微粒子が、鼻・喉頭・口腔・咽頭の広範囲な湿潤した粘膜に付着すると影響は強く出ます。この場合はいわゆる面積効果で、被ばくしている面積が大きいほど同じ線量でも影響が大きくなります。このため高い感受性をもった子どもでは、鼻血が出ても不思議ではありません。鼻血を出しやすいキーゼルバッハ部位は空気中のダストが最も集積する場所だからです。吸入された微粒子は繊毛で鼻入口部に収束して集まり「鼻くそ」になるのです。キーゼルバッハ部位は鼻中隔の前下端部の皮膚と粘膜の移行部で粘膜も薄く、静脈が集中していて、その下が軟骨で構造上脆弱であるため外部からの刺激を受け出血しやすい部位なのです。

不溶性のセシウムを含んだ微粒子が、呼吸で取り込まれ鼻粘膜に付着し、キーゼルバッハ部位に集まり粘膜を障害し鼻血を出したのではないでしょうか。いわゆるセシウムホットパーティクルによる内部被ばくによるものと考えられます。

9 深刻な土壌汚染と海洋汚染

チェルノブイリ事故後、ヨーロッパからの輸入食品が放射能汚染されていたことがわかり、輸入食品は一キログラム当たり三七〇ベクレルに規制されました。しかし、事故直後に日本政府はそれを上回る暫定規制値を設けました。その暫定規制値は、食品は一キログラム当たり五〇〇ベクレルで、飲料水に至っては二〇〇ベクレルです。国際法では、原発からの排水基準は九〇ベクレルですから、原発から排出される温排水の二倍以上の放射性物質を含んだ水を飲料水とさせていたのです。二〇一二年四月以降の新基準値では一般食品は一〇〇ベクレル、牛乳や乳児用食品は五〇ベクレルとしています。規制値ぎりぎりの牛乳を毎日二〇〇ミリリットル飲めば、毎日一〇ベクレル摂取することになります。

セシウム137の体内蓄積量は代謝によって異なることから一概には言えませんが、子どものデータはないので、大人の場合のデータで言えば、一年程すれば約一四〇〇ベクレルの蓄積となります。体重二〇キログラムの子どもであれば一キログラム当たり七〇ベクレルとなり、高率に心電図異常をきたしてもおかしくない値となります。〔図表25〕はセシウム137の年齢別生物学的半減期の目安と、摂取放射能の蓄積の推移を示したものです。

放射性セシウム137を一〇〇ベクレル摂取した場合でもその預託線量は一・三マイクロシーベルトとなり、一見非常に少ない線量に換算されますが、前述したような全身化換算による極低減化した数値です。そのため七万七〇〇〇ベクレル摂取しなければ内部被ばくは一ミリシーベルトとはなりません。とんでもない数値であることがわかります。政府は食品の暫定規制値を決めたときに、農産物に関して土壌汚染一平方メートル当たり五〇〇〇ベクレル以下の作付土壌規制を行なったのですが、作付土壌の規制値を厳しくしたのであれば、食品の規制値もそれに準じて厳しくすべきだと思います。そうしなければ、汚染した作物が産地偽装して出荷される可能性は排除できないからです。

チェルノブイリでは、コルホーズの流れの中で共同で農作物をつくり、農産物の汚染を測定し、

〔図表25〕Cs-137を経口摂取した場合の体内放射能の推移と年齢別生物学的半減期

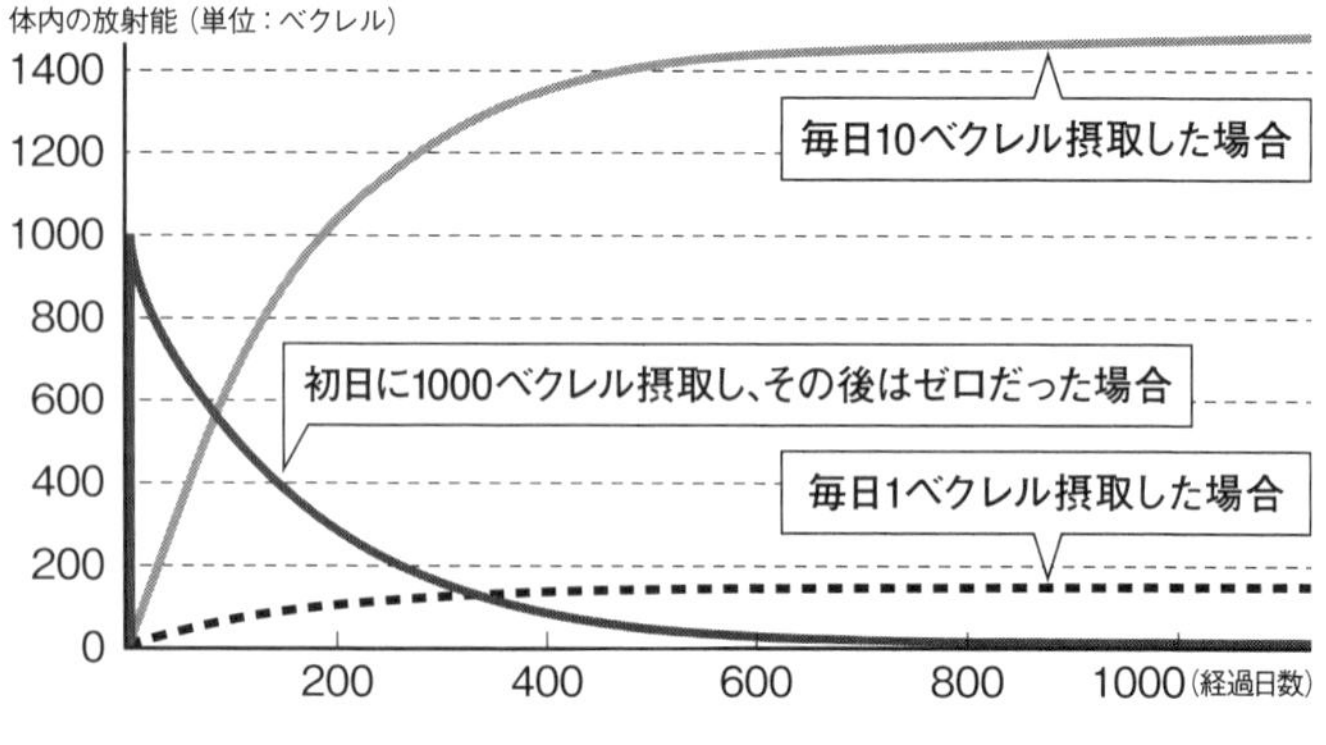

Cs-137の生物学的半減期

3ヵ月	1歳	5歳	10歳	15歳	成人
16日	13日	30日	50日	93日	110日

※国際放射線防護委員会パブリケーション111を基に作成

自給自足の生活をしている人たちが多いのですが、この場合は放射線で汚染された農産物を食べるリスクも少なく、また農薬まみれのアメリカ産の農産物もありません。しかし日本の農産物では充分な測定はされていません。これでよいのでしょうか。日本では放射線と農薬の二重のリスクを含んだ食品や遺伝子組み換え食品も多くなっており、日本人は世界一危険な物を食べているのです。

さらに継続し深刻化する海洋汚染によって魚介類も危険なものとなってきているのですが、問題意識がなさすぎます。食品汚染に関して産地偽装は論外ですが、魚介類が水揚げされた都道府県名を明記してもあまりあてになりません。福島近界で捕れた魚を九州で缶詰にすれば福島産にはなりません。海流に国境はありませんし、魚は回遊しています。福島県以外の魚介類ならば安全であるというわけにはいきません。内部被ばくを軽減するため、漁業においてもきちんと測定して出荷する必要があります。

また、海洋汚染による水産物の問題もあります。一九九三年にソ連の原子力潜水艦が事故を起こし放射性廃棄物を日本海に投棄し問題となりましたが、このときの日本海の海底土は一キログラム当たり七ベクレルの汚染でした。しかし、東電福島原発事故では二〇一一年四月一～六日の六日間でセシウムを九四〇兆ベクレル（ヨウ素を含めると四七〇〇兆ベクレル）を海洋漏出させました。この六日間の量はセラフィールド再処理工場の一年間分であり、三〇キロ圏の海底土汚染は一キログラム当たり八〇〇〇〇ベクレルに達しています。

海洋の放射能汚染の長期シミュレーションを行なったドイツ・キール海洋研究所は「海のチェルノブイリ」であり、「人類的犯罪」であるとまで言っています。今後は黒潮と南北からの海流で長期的には北半球の太平洋全体に汚染が広がり、海流の逆流に乗って日本海から中国沿岸にも汚染が拡散すると予測されており、魚介類の汚染も長く続くと考えておく必要があります。そして今でも汚染水が流失し続けているのです。長い海洋汚染との闘いも続きます。

国土を除染しても最終的には地下や河川へ流れ、海へ、魚介類へ、人へと引きつがれるのです。セシウム137の物理的半減期は約三〇年ですから放射能の強さは六〇年経過しても四分の一にしか減弱しません。放射線は人体に入れば実効半減期（体内に取り込まれた放射性物質の量が、放射性壊変による物理的半減期および身体の代謝による生物学的半減期の双方によって元の量の半分になるまでの時間）で考えますが、自然界にある放射性物質は物理的な半減期でしか減弱しません。さらにセシウムはたとえば海藻では一万倍に濃縮されます。つまり、セシウムが一ベクレル漏れたら、一万ベクレルに濃縮されて人間の口に入ってくる可能性があるのです。このように食物連鎖の過程で、数千倍～数万倍に生物濃縮された放射性物質を食す生活となるのです。生物濃縮された海産物を食す人間の内部被ばくも深刻となります。今後は全線質の実測値測定体制を構築し、そのデータを基に健康被害を分析することが必要となります。

実際に私たちが原発事故前に食べていた食品の放射線量と現在の規制値を比較すると、数百倍から二五万倍の放射性物質を含んだ食品を食べざるをえない状況となっています〔図表26〕。子どもたちの長い将来を考えれば決して安全とはいえません。食品の測定を徹底することを真剣に考えるべきでしょう。

また、事故が起こらなくても原発を稼働することによりトリチウムが大量に発生します。三重水素（H^3）ともいうトリチウムは半減期一二年の放射性物質で、ベータ線を出してヘリウムになりま

〔図表26〕事故前の食品放射線量と事故後の基準値

	事故前の（H20年度）の食品放射線量*	厚生労働省 H24年度基準値	
上水	0.00004 Bq/L	10 Bq/L	25万倍
米	0.012 Bq/kg	100 Bq/kg	8300倍
根菜	0.008 Bq/kg	100 Bq/kg	1万2500倍
葉菜	0.016 Bq/kg	100 Bq/kg	6300倍
牛乳	0.012 Bq/L	50 Bq/L	4200倍
魚類	0.091 Bq/kg	100 Bq/kg	1100倍
製茶（乾燥）	0.240 Bq/kg	100 Bq/kg	420倍
日常食	0.019 Bq/人/日	?	

*セシウムの値。厚生労働省基準値はセシウム測定値。東電福島原発事故前は明確な基準値がなかったので、全国の食品のセシウム平均値を示した。
出典：日本分析センター平成20年度報告書より。
http://www.jcac.or.jp/uploaded/attachment/67.pdf

す。これは水の成分となり、簡単には取り除くことができません。除去できないので、無制限に海に垂れ流しているのが現状です。

今残っている原子炉建屋も三〇年もすれば崩れてきます。そのときは、原子炉が野ざらしになります。チェルノブイリ事故では海洋汚染はさほど問題になりませんでしたが、東電福島原発事故は制御不能な海洋汚染の問題があり、より深刻なのです。

海洋汚染が非常に深刻なのは、セシウム以上にカルシウムと同じ二価の同族体であるストロンチウム90が汚染水に含まれているからです。海洋汚染の問題が少ないチェルノブイリでもストロンチウムからのベータ線を測定し、食品規制値を設けています。プランクトンから魚へ食物連鎖で濃縮されやすいストロンチウム90は、成長期の子どもの骨に最も取り込まれ、白血病などの骨髄疾患の発症をもたらします。また体内では、内部被ばくされたストロンチウム90はカルシウムと置き換わり、いろいろな機能障害をもたらす可能性があります。細胞や酵素の働きを調節している主要な物質であるカルシウムイオンが結合する部位にストロンチウムが結合すると、神経細胞をはじめ各細胞の働きをおかしくして病気になったり、そこからベータ線を放射し、突然変異を起こしたり、ガンばかりでなく非常に多くの病気や障害をおこす確率が上がります。

脳神経科学者の黒田洋一郎氏（環境脳神経科学情報センター）は、近年増加している子どもの発達障害の環境原因論として、ネオニコチノイド系の農薬ばかりでなく、遺伝毒性をもつ化学物質と放射性物質との「多重複合汚染」を憂慮しています。

最近二〜三年の医学研究で、自閉症やアスペルガー症候群など発達障害と遺伝子の突然変異の関係が明らかになってきています。

自閉症はいわゆる遺伝病ではないのですが、自閉症児の一〇〜二〇パーセントは親からの遺伝ではない新しい遺伝子の突然変異で発症しているらしいことがわかりました。このde novo mutationと呼ばれる遺伝子変異は精子、卵子や子どもの体のすべての細胞で起こりうる、ガンを起こすのと同じ仕組みです。自閉症の発症は両親の高齢化にしたがい増えるという医学論文は、両親の生殖細胞、ことに精子に突然変異を修復する仕組みがあまりなく、遺伝子変異が長年の放射線や遺伝毒性をもつ化学物質などの複合曝露で集積したためと理解されるようになりました。また、最近のスウェーデンの小児二〇四万九九七三人を対象とした研究では、自閉症の遺伝率は約五〇パーセントであると報告（Sandin S, et al. The Familial Risk of Autism. JAMA. 2014 May 7; 311 (7) : 1770-7.）されています。

ストロンチウム90が結合するカルシウムの結合部位は、ＤＮＡの直ぐ近くにも多数ありますので、至近距離からの内部被ばくは外部被ばくの数万倍以上危険です（前出『発達障害の原因と発症メカニズム—脳神経科学からみた予防、治療・療育の可能性』に詳しい説明と図があります）。

私たち団塊の世代が子どもの頃は自閉症とかアスペルガー症候群という概念すらありませんでした。こうした疾患が確実に戦後になって増加しています。戦後に繰り返された核実験による海洋汚染が発がんや発達障害に関係している可能性は否定できません。原爆や水爆による核分裂では、基本的には、質量数約一三〇～一四〇のセシウムやヨウ素と質量数約九〇前後のストロンチウムなどにほぼ等分に分裂して自然界に出されますので、ストロンチウムは大量に海に降下しています。測定していないだけの話です。

戦後、日米ともにがんの罹患率が急上昇しているのは大気中の核実験が関与しているからであるとも言われています。東北大学医学部公衆衛生学の瀬木三雄先生のデータでは、がん死亡率が急上昇しています〔図表27〕。また全面核実験禁止の五年後に日本で小児がんがピークとなり、原爆や核実験により戦前の七倍の子どもが亡くなっています。

汚染された世界で、放射線被ばくをどこまで社会全体として許容するかはバランスの問題です。がんの診断情報を得るために一〇ミリシーベルト以上の被ばくを受けるかもしれませんが、個人にとっては必要であれば行なうでしょう。線量限度は医学的な概念ではなく、利益と不利益のバランスを社会全体として考える社会的な概念なのです。しかしこの判断に際しては、きちんとしたデータで考えることが重要であり、一時の政治的・経済的な立場から科学的データを操作することは許されないことだと思います。長所は利用し、短所はどこまで社会として許容するかの問題です。

いま日本は高齢社会になっているため、がんが増えているといわれますが、それだけの理由では説明がつきません。水俣病では熊本大学の研究チームが有機水銀を原因として報告しましたが、政府が認めたのは九年後であり、またチェルノブイリ事後の小児甲状腺がんの多発をＩＣＲＰ・ＩＡＥＡが認めたのは一〇年後でした。脳の高次機能の詳細がわかっていないことを理由に、こうした小児の健康障害の要因を否定すべきではないと思いますし、予防原則の立場で対応することも必要なのです。

〔図表27〕アメリカと日本の男性のがん死亡率の比較

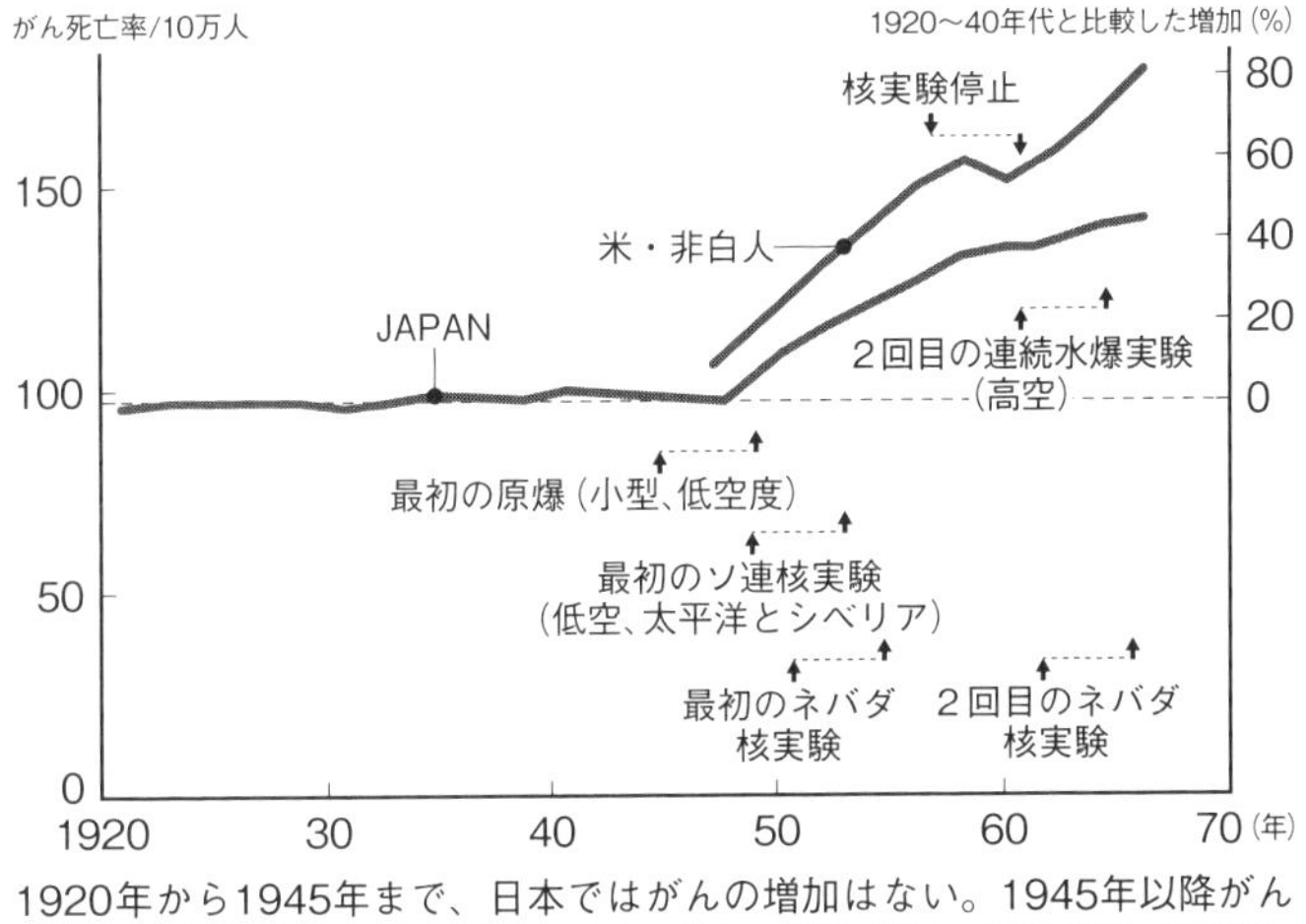

1920年から1945年まで、日本ではがんの増加はない。1945年以降がん死亡率が急上昇1962年にまでに42%増加。※矢印は、原爆投下、核実験、核実験停止の影響は数年後に現われることを示している。

10

今後の事故対策はどうあるべきか

今後は全世界的な規模での原発由来の放射線との闘いとなります。二一世紀はまさに放射線との闘いの時代となりました。こうした時代に生きる医学者の責任と姿勢が問われているのですが、対策の基本はまず被ばく線量の実測値を測ることです。二〇一一年三月末、事故直後に報告した今後の対策を次に示しますが、ほとんど実現されておらず。むしろ逆行した棄民政策が続いています。

●情報隠蔽をするな、放射線の核種と線量を公開しろ。
●『頑張ろう、日本!』と一〇〇万回叫ぶより、真実を一度語れ。
●原発事故収束に向けた作業員数の確保と、被ばく線量の管理（全線質）をすべき。
●移住する人には、土地、家屋の買上と、支援金の給付により新天地での生活を保障しろ。
●住めなくなった土地は国有地として汚染物質の最終処分場にする。
●移住しない人には、被ばく線量の把握、食物摂取による内部被ばく線量の測定をする。
●がん登録の体制を確立しろ。（当時の福島県はガン登録未実施）

甲状腺がんが問題になっていますが、甲状腺の被ばく線量も根拠となる実測したデータはありません。科学の基本的姿勢は現実のデータを把握することから始めなければなりませんが、こうした基本的な姿勢がなさすぎます。具体的なデータがなければ国や東電にとっては訴訟されても有利です。ＩＣＲＰの催眠術にかかった科学者・医学者には被ばく線量を実測するという最低限の科学的なアプローチも欠如しており、Science（Medicine）for the PeopleではなくScience（Medicine）for the Moneyの状態となっている現状は憂いを超え、暗い未来しかありません。

なによりも、福島県内で空間線量率の高いところに住む人たちの生涯にわたる被ばく線量を測定し、永い年月をかけて健康被害の調査と実測値との相関をきちんと分析する対応が一番大事なことだと思います。もちろん小児の甲状腺がんの検査だけではなく、職業被ばくに準じた地域に住まわせているわけですから、法治国家であるならば住民全員に対して、法律に従って放射線に対する教育訓練や健康診断をすべきです。

しかし現在の日本政府の対応は放痴国家の状態です。日本の社会のでたらめさが、原発事故をめぐる問題にすべて露呈しています。また、私は、二〇一三年二月一日、政府に対して要望書を提出したのですが、要望したことはまったく実現していません。要望の内容は次のとおりです。

①全国医療機関で無料検査を受ける権利を証明する「被ばく検査健康手帳」(仮称)を配布すること。
②全国医療機関での検査の診療報酬の扱いを統一すること。
③甲状腺エコー検診では、画像データを本人または保護者に渡すこと。
④被ばく検査の画像を含めた資料は今後五〇年間保存義務とすること。
⑤放射線の人体影響を科学的・医学的に分析し解明する調査・研究体制を構築すること。
⑥ホールボディカウンタや尿検査によるガンマ線の測定とともに、アルファ線やベータ線も計測できる体制を整備すること。
⑦被ばく線量が高かった人（一平方メートル当たり五五五ベクレル）に関しては、本人の要請があれば、染色体検査ができるようにすること。
⑧当面の対策としてウクライナの基準に準じた移住措置を行なうこと。

これらの要望も事故直後の対応と同様に、まったく実現していません。除染や瓦礫処理の問題が議論されていますが、除染は「移染」や「散染」にすぎません。遠隔地に瓦礫を運び分散して処理しようとしていますが、放射線物質を含んでいれば問題です。瓦礫はダイオキシン対策で、ゴミを八〇〇度で焼却していますが、セシウムは六七八度で気化しフィルターを通って空に出ます。それは雨が降れば土地に降り注ぎます。クリアランス法では、一キログラム当たり一〇〇ベクレル以上の場合は放射性廃棄物として扱われますが、一挙に八〇〇〇ベクレルまで規制が緩められました。人間の身体が八〇倍も放射線に抵抗力をもつようになったわけではありません。政府の人命軽視と環境汚染をきたす御都合主義には呆れるばかりです。

原子力発電という「トイレの無いマンション」を認めることは子孫への責任の放棄であり、また人間としての見識の欠除以外の何物でもありません。放射線を利用して診断や治療の進歩に寄与している医師は、表の世界で光を追求するだけではなく、生物には相容れない放射線の裏の世界も根源的に思考することが求められます。

発電というのは、基本的に熱で蒸気を沸かすだけの技術です。原発はその発熱量の三割しか利用できず、温排水として海を温めています。また送電している過程で送電ロスも三割あるとされています。ですから電力も地産地消とすべきです。蒸気を沸かすのは別に原子力だけではありません。そういう点では、抜本的に社会正義や公平性や人権の視点をもって、日本は社会のあり方を考えるべきだと思います。

当時、福島県は地域がん登録もやっていませんでしたから、これからがんの患者が増えても、事故前と比較するデータはありません。原子力安全神話の催眠術から目覚め、真実を見極めて、自分の生き方を考えていくべきでしょう。

福島の被災者には住み続けるか移住するかという問題もあります。最終的には正しい情報を基に、自己責任で正しい選択をするしかありません。政府には、「頑張ろう日本！」と一〇〇万回叫ぶよりも、実測値を公表するなど、真実を一度語れ！　と言いたい。これは人間としての見識と判断力や想像力の問題であり、国民や子孫に対する責任の問題なのです。

あとがき――賢く生きよう

定年退職して一年経過し、楽しい余生を期待していましたが、気持ちが晴れない毎日となってしまいました。

がん医療の世界では、がんを見つけても放置したほうがよいというような極論がまかりとおり、また右傾化した社会状況のなかで、インターネットで情報が拡散される時代となっているにもかかわらず時代錯誤的な特定秘密保護法が成立し、またご都合主義的な集団的自衛権の憲法解釈の拡大によって日本の若者の命を危険にさらそうとしています。そして何よりも東日本大震災と東京電力福島第一原子力発電所の事故による日本の危機に対してもまともな対応ができず、全国民の健康が守られない時代となってしまいました。

こうした時流のなかで、本を書いても世の中は変わらないと失望していましたが、旬報社の木内洋育社長の熱意に負けて市民向けに優しく、国民病となっているがんについての医療の問題について書くこととなりました。また同時に原発事故後の放射線の被害についても医学的な面での正確な情報提供の必要性を感じていたことから、放射線の裏（影）の世界も加えて出版する運びとなりました。医学領域の専門書や論文ではないので、一般向けの書籍は容易な表現で書く必要がありますが、それは苦手なので木内さんに協力してもらって読みやすくなるようにまとめたつもりです。その意味では、この本は木内さんと私の合作とでも言えるものです。しかし、医療や放射線の分野は、わかりやすくといっても限界があり、読者の理解する努力もお願いしたいと思います。

＊

さて、二〇二五年の医療費は五四兆円と予測されていますが、ＴＰＰにより予測以上にさらに高騰するでしょう。ＷＨＯの医療の総合ランキングで日本は一〇年以上前からトップに評価されています。医療費の安さや医療のレベルの高さとアクセスの良さなどの総合評価です。国民の多くは、こういうことは当たり前だと思っているかもしれませんが、それは大間違いです。先進国の妊婦の死亡率は八〇〇〇人に一人で、それが自然分娩の妊婦のリスクとされていますが、日本は一万一六〇〇人に一人の妊婦死亡率で世界一安全な出産をしています。江戸時代では、子どもを生むのは命がけの行為でした。現在も開発途上国では高い死亡率であり、アフガニスタンは八人に一人が亡くなっています。日本の産科医療は世界一で、ハイリスクの人でも母子ともに事なきを得ています。

また救急医療にしても、たとえば脳出血で入院して一カ月以内に病院から亡くなって帰る人は一〇人に一人ですが、ＯＥＣＤ諸国の平均では一〇人のうち三人が亡くなっていま す。救急医療でも世界で最も高いレベルの医療が供給されているのです。こんなことをほとんど自覚しないで国民は保険料が高いと言っています。良い面でも悪い面でも特異な国なのです。

冷静に考えたら、今、日本国民は、江戸時代の殿様や天皇よりずっと美味しいものを食べています。朝は和食だ、昼はイタリアンだ、夜は中華だと、世界一バラエティのある食生活をしている国です。日本の和食はふんだんに水を使う料理で、味付けも繊細で一番リッチな料理です。歴史的にみても人類史の中で最も恵まれた食生活と、健康を害してもアクセスよく病院にかかれる医療を享受している国なのです。また、日本の医療従事者は勤勉な人が多く一生懸命取り組んでいます。だから、一番安いお金で世界一の健康指標を得ているわけです

がん対策の点から考えれば、タバコの自動販売機は置くべきではありません。また、自動販売機は全体で原発一基分ぐらいの膨大な電気を使っています。大きな公共施設にあれば充分で、それで生活に不便はありません。コンビニが近くにある地域では必要はありませんし、そもそもコンビニも二四時間営業している必要はありません。社会総体としてのエネルギーの使い方を考えるべきです。たとえば家を建てるにしても高い気密度を確保す

れば、暖房も冷房も少ないエネルギーで生活できます。さほど不自由なくバランスよく、省エネして寿命を全うできる社会にする。そういうことを社会総体として考えるべきです。それがまさに文明論としての見直しです。人間いつかは死にますが、要するに死生観と、同時に価値観みたいなものをもうちょっと見直したほうがいいと思います。

津波被害後の復興も高台に移転し、巨大な防潮堤を造るという馬鹿げたことをしています。私ならば防潮堤を造るとしたら、まず、事故を起こした東電福島原発の所に造ります。今度津波が来たらさらに深刻な事態となるからです。それ以外の場所は海が見えて、漁業も支障なくできるように、津波で更地のようになった今まで住んでいた場所に大きなマンションを建てます。一軒家に住んでいた人も満足するような比較的広い間取りと部屋数を確保して建築し、分譲にも賃貸にも対応した住居を整備します。その建物の一から三階までは駐車場としてがん強な柱で支え、四階部分から上は住居とすれば、今回のような津波があっても人命は救われます。

そしてその大きなマンションの中心に医療施設やスーパーなどの共同利用施設を設けます。それが最も人にお金を使う利口な方法です。一〇〇〇年に一度といわれた津波にたいして防潮堤を造っても一〇〇〇年は持ちません。本当に「コンクリートから人へ」にはなっていません。こんな税金の無駄遣いはありません。

原発の放射線による健康被害に関しても、地域復興や原子力政策を進めるためだけの情報を与えるのは社会正義に反します。最終的に自己判断で、自己責任において決めるための正しい情報を提供すべきです。移住するのも住み続けるのも、健診を受けるのも受けないのも、結局は自分で決めるしかありませんが、そのためには正しい情報が前提にあるべきです。これを機会に、日本の社会のあり方そのものが問われているという問題意識を持つべきだと思います。

そのとき、命か経済かという二者択一はできないでしょう。いま日本はすべてマネーの世界で動いているように感じますが、これを見直すことによって、社会のあり方は変わるのではないかと思います。

＊

いま、日本全体が高齢化しており、事態は深刻です。日本の人口は、戦後一〇年目の一九五五年は八九〇〇万人で、六五歳以上の高齢化率はたった五・三パーセントでした。そもそも平均寿命が長くなかったので、六五歳の人は少なかったのです。だから、労働人口も多く右肩上がりの経済成長ができたのです。二〇〇〇年代に入ってピークを迎え、一億二九〇〇万人ぐらいになって以降下がり出して、二〇五五年には人口の中位水準予測では一〇〇年前と同じ八九〇〇万人となります。一〇〇年前と人口は同じですが、高齢化率は四〇・五パーセントです。人口が減り、高齢化する国で右肩上がりの経済を望んでも無理があります。いま「アホノミクス」に浮かれていますが、人口が減る国で経済成長は望めないとなると、どうやって成熟した、納得のいく社会をつくるかがテーマとなります。

経済中心のアメリカ社会でも、一九七九年のスリーマイル島原発事故以降、原発を一基も新しく造っていません。廃棄物の問題も考えたら割に合わない、投資に値しないと判断し、経済的にも全然安くないと考えたからやめたのです。しかし、日本は性懲りもなく再稼働や海外への原発輸出にこだわっています。哲学なき日本、品性なき日本、見識なき日本、人倫なき日本、責任なき日本、先見なき日本、知足なき日本、これが今の日本の政治家の姿です。

繰り返しますが、二一世紀は放射性物質との闘いの時代となりました。開発途上国で進められている原子力発電所で今後も事故は起こると考えざるをえませんし、核ミサイルも飛び交うかも知れません。地球全体が放射性物質で汚染される可能性が高い。こうした時代となっている以上、まず正確な被ばく線量の測定体制の構築が必要です。線量の測定値と長期的な経過観察による健康被害とを突き合わせて分析する姿勢が問われているのです。こうした姿勢こそ自然科学研究の原点なのです。

日本の社会は高齢社会になっているため、がんが増えているといわれますが、それだけの理由では説明がつきません。それだけではなく、がん罹患者数の増加は放射線や農薬や化学物質などの戦後の急速な経済成長優先の生活のありようが外的要因として大きく絡んでいます。それともう一つは、がんの若年化です。がんは生活習慣病といわれています。上顎がんは慢性感染症が要因となりますが、四〇年前は年間三〇例ほどの上顎がんの治療をしていました。しかし、最近は二年に一例いるかいないかです。昔は上脈洞の副鼻腔が慢性感染症になって蓄膿となり、青っ鼻を垂らしている子どもがずいぶん多かったものです。しかし今、畜膿の子どもはほとんどいません。こうした衛生的な生活環境の変化が上顎がんの罹患を激減させたのです。

人間は健康を維持するために、リスク管理に関しては想像力ももって考えるべきです。がんに関しては、大気中核実験を繰り返した戦後に激増しています。放射線の健康被害に関してはまず、ＩＣＲＰ一辺倒の疑似科学から脱却し、低線量被ばくと内部被ばくも重視した分析が必要です。またＴＰＰ後の日本にはアメリカ産の食品がさらに流通すると思われますので、ポストハーベスト農薬や遺伝子組み換え食品による健康被害や発がんの増加が懸念されます。

こうした時代では、がん検診・メタボ検診・体調不良検診（放射線・農薬）の医療施設での検査も一〇〇パーセント自費診療とするのではなく、せめて保険診療として診療報酬制度の改定が必要だと思います。がん検診も笛吹けど踊らずの状態を改善するためにはこうした対応が必要だと思いますし、最終的には医療費の支出も減少すると思います。そうすれば、福島県からの移住者の検診は自己負担という現状の馬鹿な事態も避けられます。また今後は高齢者が増加するばかりではなく、認知症をともなう高齢者も激増しますから、医療関係職種のマンパワーの充実が急務となるでしょう。高齢社会に対応する共助生活環境の構築を考える必要があると思います。

大きな経済発展の要因は技術革新（Inovation）に起因しますが、その技術革新はコンドラチェフの経済波の如くタイムラグがあります。このタイムラグを短縮し、人生八〇年の死生観の国民的共有を創成し、その価値観をもとにした科学行政学も必要です。医学は科学的な証拠の積み重ねで進化しますが、医療は社会的な科学の応用の側面をもつことから、いかに進歩した医学や技術を社会に還元するかが大きな課題となります。Science for the People を基本的な視点とすれば、その進歩した医学の国民への還元は、「公平性」、「社会正義」、「人権」、「費用効果分析」といったことを充分に考慮した医療供給体制が求められます。

ワールドカップやオリンピックを楽しむのもよいと思いますが、国民に政治に眼を向けさせないための手段として使われるということも自覚したいものです。弱肉強食の「服を着た動物」で終わるのか、人間としての倫理や見識をもって共存する社会を造るのかが問われているのです。その判断が必要なのは「今でしょう!」なのです。

最後に、貴重な情報をご提供いただいた黒田洋一郎氏と、出版にご尽力いただいた旬報社の木内洋育さんに心から感謝いたします。

西尾正道

二〇一四年七月

［著者紹介］
西尾正道（にしお　まさみち）
函館市出身。1974年札幌医科大学卒業後、国立札幌病院・北海道地方がんセンター放射線科勤務。1988年同科医長。2004年4月機構改革により国立病院機構北海道がんセンターと改名後も同院に勤務し、08年4月同院長、13年4月国立病院機構北海道がんセンター名誉院長。同年4月より北海道医薬専門学校学校長、北海道厚生局臨床研修審査専門員。1992年日本医学放射線学会優秀論文賞、2006年札幌市医師会賞、2007年北海道医師会賞・北海道知事賞受賞。
著書に『がん医療と放射線治療』（2000年4月、エムイー振興協会）、『がんの放射線治療』（2000年11月、日本評論社）、『放射線治療医の本音――がん患者2万人と向き合って――』（2002年6月、NHK出版）、『今、本当に受けたいがん治療』（2009年5月、エムイー振興協会）、『放射線健康障害の真実』（2012年4月、旬報社）、『被ばく列島』（2014年10月、角川学芸出版）、『患者よ、がんと賢く闘え！――放射線の光と闇』（2017年12月、旬報社）、その他、医学領域の専門学術論文・著書多数。

がん患者3万人と向きあった医師が語る
正直ながんのはなし
賢く生きるために知っておきたい放射線の光と影

2014年8月5日　初版第1刷発行
2019年5月20日　初版第2刷発行

著　者――西尾正道
装　丁――河田　純（ネオプラン）
発行者――木内洋育
発行所――株式会社 旬報社
〒162-0041 東京都新宿区早稲田鶴巻町544 中川ビル4F
TEL 03-5579-8973　FAX 03-5579-8975
ホームページ　http://www.junposha.com/
印刷製本――シナノ印刷株式会社

 ISBN978-4-8451-1357-6